桂派名老中医·学术卷

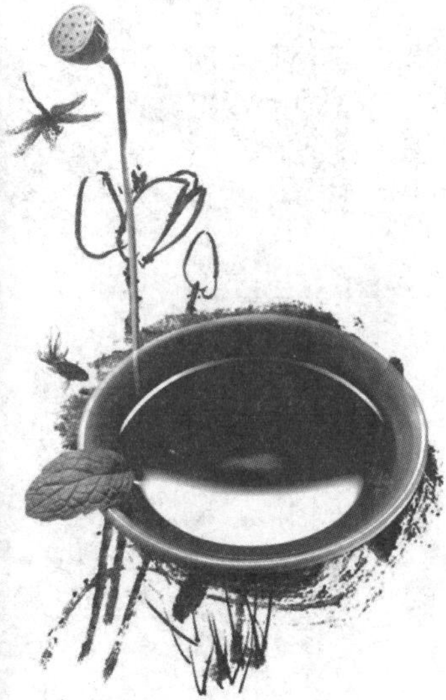

方显明

韩景波 张以昆◎编著

中国中医药出版社
·北 京·

图书在版编目（CIP）数据

桂派名老中医.学术卷.方显明/韩景波，张以昆编著.—北京：中国中医药出版社，2021.12

ISBN 978-7-5132-6259-0

Ⅰ.①桂… Ⅱ.①韩… ②张… Ⅲ.①中医临床—经验—中国—现代 Ⅳ.①R2

中国版本图书馆 CIP 数据核字（2020）第 098541 号

融合出版数字化资源服务说明

本书为融合出版物，其增值数字化资源在“医开讲”平台发布。

资源访问说明

扫描右方二维码下载“医开讲 APP”或到“医开讲网站”（网址：www.e-lesson.cn）注册登录，输入封底“序列号”进行账号绑定后即可访问相关数字化资源（注意：序列号只可绑定一个账号，为避免不必要的损失，请您刮开序列号立即进行账号绑定激活）。

中国中医药出版社出版

北京经济技术开发区科创十三街 31 号院二区 8 号楼

邮政编码 100176

传真 010-64405721

保定市西城胶印有限公司印刷

各地新华书店经销

开本 880×1230 1/32 印张 9 字数 176 千字

2021 年 12 月第 1 版 2021 年 12 月第 1 次印刷

书号 ISBN 978-7-5132-6259-0

定价 48.00 元

网址 www.cptcm.com

服务热线 010-64405510 微信服务号 zgzyycbs

购书热线 010-89535836 微商城网址 https://kdt.im/LIdUGr

维权打假 010-64405753 天猫旗舰店网址 https://zgzyycbs.tmall.com

如有印装质量问题请与本社出版部联系（010-64405510）

《桂派名老中医·学术卷》丛书编委会

“广西老中医药民族医药专家宣传工程”工作委员会

李　序

广西是我国中医人才辈出、中药资源丰富的省份之一。系统挖掘整理广西地区国家级名老中医经验，是中医药薪火相传、创新发展的源泉，培养后继人才的重要途径，也是中医药教育有广泛现实意义的一项重要工作。

《桂派名老中医·学术卷》是我区自新中国成立以来较为系统的一套汇集所有国家级名老中医学术经验的专辑。这些老一代中医工作者弘扬国医，自信自强，大医精诚，堪为榜样。书中汇集了以“国医大师”班秀文为代表的一批医术精湛、德高望重的名医名家的学术思想与经验，从学术思想、临床经验、医德医风与治学等方面介绍了他们所取得的学术成就，从不同角度反映了他们成长的历程，展现了其对所擅长疾病的真知灼见与临证心得体会。精辟的见解，给人以启迪，足资效法，堪为轨范。本套丛书的出版，有助于激励中医药后继者深入研究和精通中医药学，有助于当代名中医的成长，有利于继承和发扬中医药的特色优势，弘扬广西地方名医学术思想，进一步提高广西中医药地位。我们应当继续深入做好对广西中医药、广西民族医药的发掘和整理提高工作，保存和发扬中医药特色与优势，推动传承与创新，弘扬中医药文化，加强中医药人才队伍的建设，加强中医药科学研究，加快名老中医的经验、学术、技能、文献等抢救工作的步伐，推进中医药理论和实践创新，为促进中医药、民族医药事业作出新的更大的贡献。

广西壮族自治区副主席　李康

2010 年 12 月

王 序

中医药是中华民族的瑰宝，在我国各族人民长期的生产生活实践和与疾病做斗争中逐步形成并不断丰富发展，为中华民族的繁衍昌盛作出了重要贡献，作为中国特色医药卫生体系的重要组成部分，至今仍在维护人民健康中发挥着独特作用。中医药天地一体、天人合一、天地人和、和而不同的思想基础，整体观、系统论、辨证论治的指导原则，以人为本、大医精诚的核心价值，不仅贯穿于中医药对生命、健康和疾病的认知理论与防病治病、养生康复的临床实践，而且深刻地体现了中华民族的认知方式、价值取向和审美情趣，具有超前性和先进性。随着健康观念变化和医学模式转变，中医药越来越显示出其宝贵价值、独特优势和旺盛的生命力。

广西地处岭南，中医药、民族医药资源丰富。历史上，无数医家博极医源，精勤不倦，为中医药和民族医药发展作出了积极贡献。广西广大中医药和民族医药工作者认真继承，加快创新，涌现出一批治学严谨、医德高尚、医术精湛的全国名老中医。为了展示他们的风采，激励后学，广西壮族自治区卫生厅组织编写了《桂派名老中医》丛书，对“国医大师”班秀文等28位全国名老中医做了全面介绍。传记卷记录了名医的成长历程、诊疗实践和医德医风，学术卷展示了他们的学术思想和临证经验。这套丛书的出版，不仅有利于读者学习“桂派名老中医”独到的医技医术和良好的医德医风，也将为促进广西中医药和民族医药的传承创新起到重要作用。

随着党和国家更加重视中医药，广大人民群众更加信赖中医药，国际社会更加关注中医药，中医药事业迎来了良好的发展战略机遇期。衷心希望广大中医药和民族医药工作者抓住机遇，以名老中医为榜样，坚持读经典，跟名师，多临床，有悟性，弘扬大医精诚的医德医风，不断成长进步，为我国中医药事业发展作出新的更大的贡献。

中华人民共和国卫生部副部长
国家中医药管理局局长 王国强

2011年1月

前　言

中医药、民族医药是我国各族人民在几千年生产生活实践和与疾病做斗争中逐步形成并不断丰富发展的医学科学，为中华民族的繁衍昌盛作出了重要贡献，对世界文明进步产生了积极影响。新中国成立特别是改革开放以来，党中央、国务院高度重视中医药工作，中医药事业取得了显著成就。

广西地处祖国南疆，是全国唯一同时沿海、沿边、沿江的省区，是西南地区最便捷的出海大通道。广西中草药资源丰富，中草药品种居全国第二位。广西是壮、汉、瑶、苗、侗、仫佬、毛南、回、京、彝、水、仡佬 12 个民族的世居地，其中壮族是我国人口最多的少数民族。在壮、汉等各民族文化的滋养下，广西独特的区位优势和丰富的药材资源，孕育了“桂派中医”这一独特的中医流派，在全国中医行业独树一帜，在东南亚地区也具有广泛影响。

近年来，在自治区党委、政府的正确领导下，广西中医药、广西民族医药事业蓬勃发展，百家争鸣，百花齐放，名医辈出，涌现了以“国医大师”班秀文为代表的一大批“桂派中医”名家，他们数十年如一日地奋斗在临床、科研、教学一线，以高尚的医德、精湛的医术赢得了广大人民群众的赞誉。“桂派名老中医”是“桂派中医”的代表人物，在长期的医疗实践中，他们逐渐摸索总结出具有广西特色的一整套方法和经验，为广西中医药、民族医药发展作出了独特的贡献。

为弘扬“桂派名老中医”全心全意为人民群众服务的奉献精神，大力营造名医辈出的良好氛围，调动广大中医药、民族医药工作者的积极性，在广西壮族自治区人民政府和国家中医药管理局的大力支持下，广西实施了“国医大师”班秀文等老中医药、民族医药专家宣传工程，《桂派名老中医》丛书就是该工程的成果之一。丛书分为学术卷和传记卷。学术卷在发掘、整理“桂派名老中医”学术思想和临床经验的基础上，筛选出第一批名老专家，将他们数十年的临床体会和经典医案进行系统梳理提炼，旨在全面总结他们的医学成就，为繁荣中医药学术、促进中医药事业发展作出贡献；传记卷由专业作家撰写，主要记录“桂派名老中医”的人生经历和成才轨迹，弘扬他们大医精诚的精神，希望能借此探索中医名家的成长成才规律，为在新形势下构建中医药人才的培养体系提供借鉴。

由于时间紧迫，书中错漏在所难免，恳请读者批评指正。

广西壮族自治区卫生厅

广西壮族自治区中医药管理局

2010年12月

内容提要

本书系方显明教授临证 40 余年的学术思想和临床经验的总结。全书分五部分，第一部分简要介绍方教授的从医经历；第二部分阐述了方教授的学术思想；第三部分重点论述了方教授对临床常见疾病的辨治经验；第四部分论述了方教授对中医药临床应用的认识；第五部分记录了方教授临证病案，其中以心、肺疾病及脾胃病居多，亦收录了部分杂病病案，如风疹、汗证、虚劳、鼻渊等。全书内容丰富，具有较高的临床参考价值。

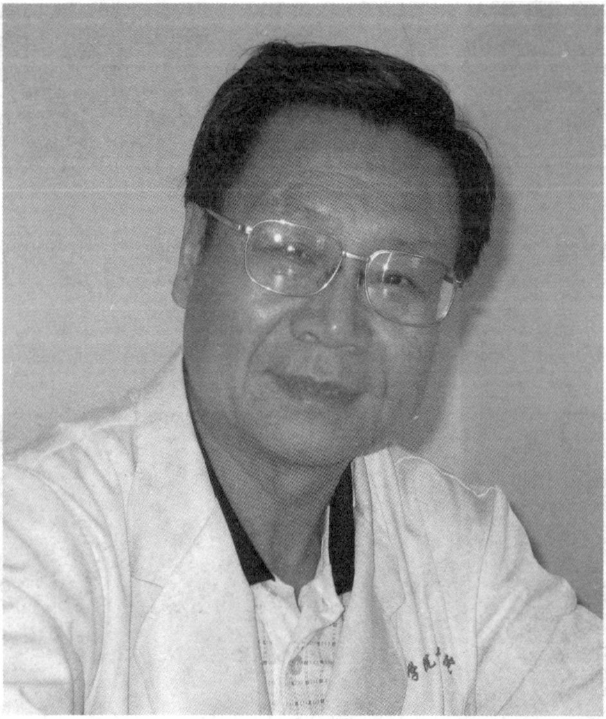

方显明教授近照

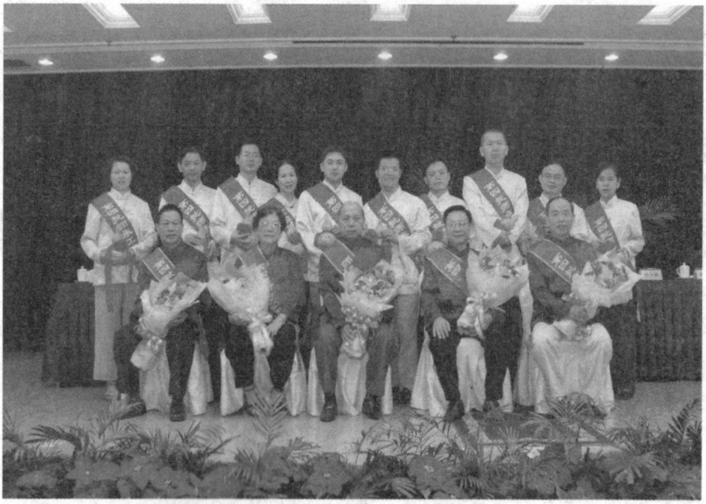

方显明教授（前排右二）在拜师大会上合影

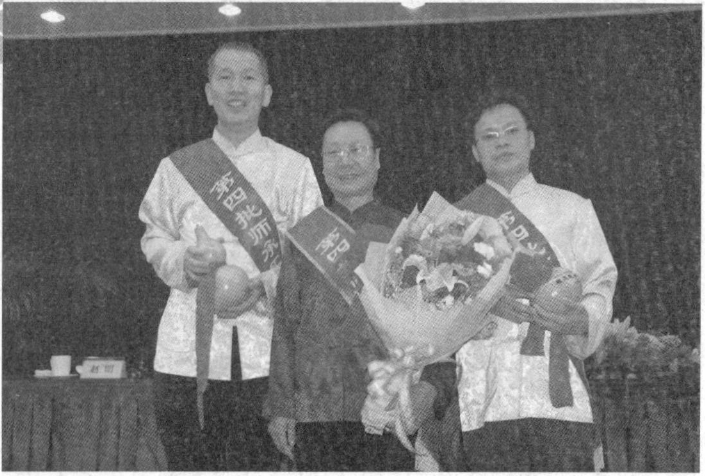

方显明教授与弟子合影

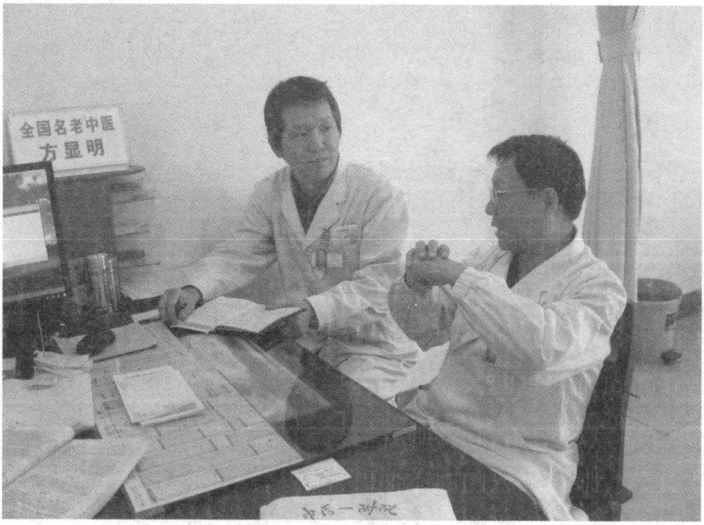

方显明教授带弟子韩景波出诊

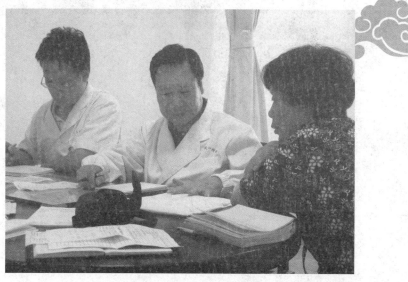

方显明教授带弟子张以昆出诊

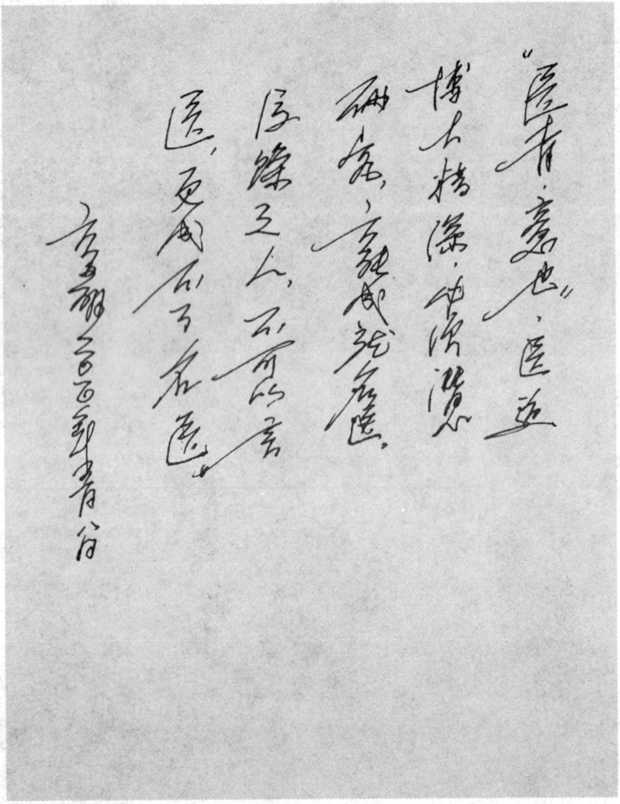

方显明教授手迹

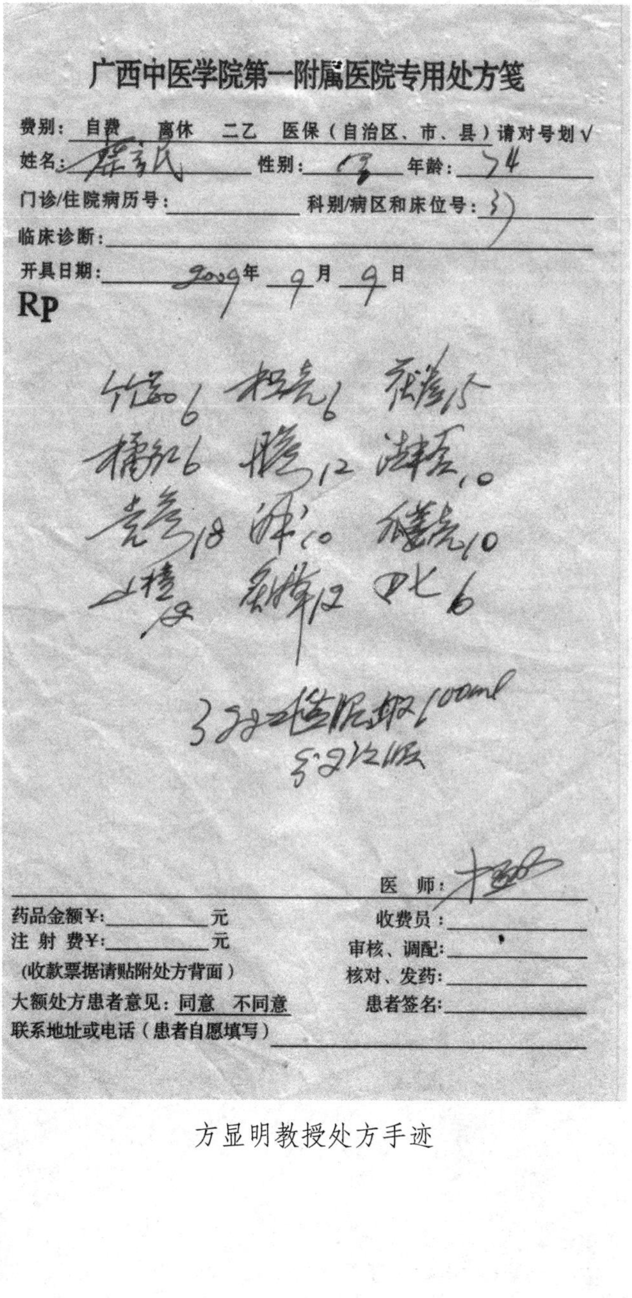

广西中医学院第一附属医院专用处方笺

费别：自费　离休　二乙　医保（自治区、市、县）请对号划√

姓名：　　　　性别：　　　　年龄：

门诊/住院病历号：　　　　科别/病区和床位号：

临床诊断：

开具日期：　　年　　月　　日

Rp

医　师：

药品金额￥：　　　元　　　收费员：

注 射 费￥：　　　元　　　审核、调配：

（收款票据请贴附处方背面）　　　核对、发药：

大额处方患者意见：同意　不同意　　　患者签名：

联系地址或电话（患者自愿填写）

方显明教授处方手迹

目　录

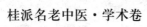

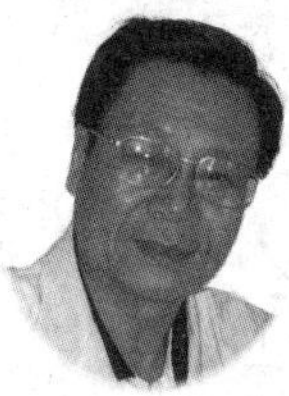

名师传略

方显明，教授，主任医师，硕士生、博士生导师，全国第四批老中医药专家学术经验继承工作指导老师。1951年出生，广西柳州市人。1974年毕业于广西中医学院（现广西中医药大学）医疗系。1988年于广州中医药大学中医内科专业研究生毕业，获医学硕士学位。现任广西中医药大学中医（中西医结合）心内科学科带头人，国家中医药管理局重点专科——心血管内科学科带头人。1993年起享受国务院政府特殊津贴。2003年被批准为广西名中医。先后被聘为国家科技风险开发事业中心评估专家；中华中医药科技奖评审专家；教育部优秀博士基金课题评审专家；北京市自然科学基金评审专家。曾任中国中西医结合学会活血化瘀专业委员会副主任委员、广西中西医结合学会副会长、广西中医药学会常务理事、广西中西医结合学会心血管专业委员会和活血化瘀专业委员会主任委员、广西医疗事故鉴定委员会专家等职。

方显明教授从事临床、教学、科研工作40余年，多次获得校“先进个人”“优秀教师”“优秀卫生工作者”“优秀研究生导师”“科技工作先进个人”“教学名师”等称号；1991年获得“广西优秀教师”称号，2002年获中国中西医结合学会“中西医结合贡献奖”称号，2003年获得“广西名中医”称号，2004年获得“广西卫生系统科技工作先进个人”称号；获国家发明专利2项，获广西科技进步一等奖1项、三等奖3项，广西医药卫生适宜技术推广三等奖2项，获中华中医药学会优秀科技著作奖1项，广西高校优秀教材二等奖1项；主持和承担国家、省部级和省厅级

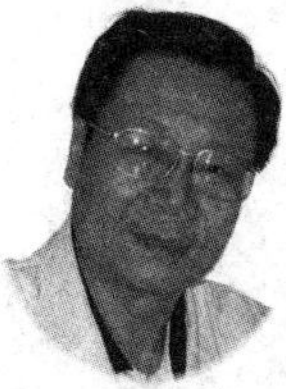

科研课题16项；主编出版《简明中西医结合内科学》《岭南特色活血化瘀的现代研究与临床应用》等学术著作3部，参编《实用血瘀证学》及“全国高等中医药院校汉英双语教材”《中医内科学》；发表论文140多篇。

学术思想

方显明教授从医40余年，在长期的临床医疗实践中，形成了自己独特的学术思想。

一、平调阴阳是治病之关键

阴阳学说贯穿于中医学术理论体系的各个方面，既可用来说明人体的生理功能，也可解释疾病的发生发展规律，对临床具有重要的指导意义。所以，《素问·阴阳应象大论》说："阴阳者，天地之道也，万物之纲纪，变化之父母，生杀之本始，神明之府也，治病必求于本。"明确指出人的一切生理、病理现象的产生，均根源于阴阳的变化，奠定了阴阳学说在中医学的重要地位。

中医学的经典著作《黄帝内经》早已认识到人的生命活动以体内阴阳为依据，《素问·宝命全形论》言"人生有形，不离阴阳"；《素问·生气通天论》言"夫自古通天者，生之本，本于阴阳"。《类证治裁》亦云："生命以阴阳为枢纽。"《景岳全书·阴阳篇》指出："医道虽繁而可以一言蔽之者，曰阴阳而已。"强调了阴阳属性诊断的重要性。阴与阳之间，既对立消长，又依存转化，而在这一系列复杂的生理活动过程中，二者保持相对平衡是极其重要的。正如《素问·生气通天论》言"阴平阳秘，精神乃治"；"是以圣人陈阴阳，筋脉和同，骨髓坚固，气血皆从。如是则内外调和，邪不能害"。均强调只有通过阴阳"调和"，人体内外才能协调统一。因此，在中医学的八纲辨证中，阴阳是辨别疾病性质的总的纲领，此正所谓"善诊者，察色按脉，先别阴阳"。《类经·阴阳类》说："人之疾病，必有所本，

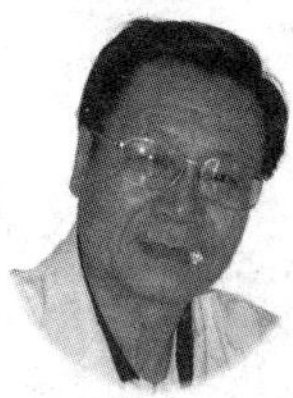

或本于阴，或本于阳，其本则一。”可见，证候虽然复杂多变，但总不外阴阳两大类，因而诊病之要必先辨明阴阳属性，或阴阳平衡状态。

人体是一个统一的整体，体内的阴阳在动态变化中，二者经常受自身条件或外部影响，相互生存，相互滋长，甚或相互消灭。《素问·阴阳应象大论》指出:“阴胜则阳病，阳胜则阴病，阳胜则热，阴胜则寒。”后世将其引申为“阴阳失和”的病机总纲，即阴或阳太过、不及的病机变化，也就是机体内平衡的破坏。可见，尽管疾病的病理变化复杂多端，但均可用“阴阳失和”即阴阳的偏盛偏衰来概括，当阴阳不和发展至严重程度时，就会出现“阴阳离决，精气乃绝”的现象。因此，平调阴阳就是针对最基本、最主要的病理变化——阴阳偏盛（邪气盛）和阴阳偏衰（正气虚）而进行治疗。具体运用时，应以扶正祛邪为指导，通过扶正，补充人体阴阳之偏衰；通过祛邪，祛除阴邪或阳邪之偏盛，并根据具体的病变机理补偏纠弊，从而达到恢复阴阳相对平衡，使疾病痊愈的目的。正如《素问·生气通天论》所说:“阴平阳秘，精神乃治。”

《素问·阴阳应象大论》说:“故积阳为天，积阴为地，阴静阳躁，阳生阴长，阳杀阴藏，阳化气，阴成形。”张景岳在此理论基础上得出了“善补阳者，必于阴中求阳，则阳得阴助而生化无穷；善补阴者，必于阳中求阴，则阴得阳升而泉源不竭”的经验。当出现阳虚时，如果只是单独助阳的温热药治疗，势必会造成温热或温燥伤阴，以致阴的一方面亏虚，这样在治疗阳虚补阳的同时，适当增些补阴药，既可防温热伤阴的同时，又起到阳生阴长、生化无穷的作用。反之，当出现阴虚助阴时，如单独应用寒凉药助阴，也势必会造成寒凉伤其阳，故应适当加以助阳药，也起到了防寒凉伤阳，阴得阳助而泉源不竭的作用。

因此，在临床中，必须根据不同症状的变化，分辨阴阳盛衰的机制进行辨证施治。正如《素问·至真要大论》所云:“谨察阴阳所在而调之，以平为期。”

二、脾胃为百病之本，治病尤重脾胃

脾为五脏之轴，胃为六腑之首。脾主升，司运化。胃主降，司受纳。脾升胃降，纳运相得。将饮食化生为水谷精气，靠脾之转输和散精作用，把水谷精气上输于肺，再由肺通过经脉而布散全身，以营养五脏六腑、四肢百骸，维持正常的生命活动，故脾胃为后天之本，气血生化之源。脾胃为后天之本，水谷之海，五脏六腑非脾胃之气不能滋养，气血津液非脾胃之气不能化生。人之元气虽禀受于先天，而需要后天脾胃水谷精气之充养，才能盛而不衰，成为维持人体生命活动的根本动力。所以，李中梓说:“谷入于胃，洒陈于六腑而气至，和调于五脏而血生，而人资之以为生也，故曰后天之本在脾。”而李东垣奉“脾胃为血气阴阳之根蒂”；薛立斋尊“胃为五脏之本源，人身之根蒂”。

心肺位上焦，其气宜降；肝肾置于下焦，其气宜升；脾胃居中焦，是万物生化之源，故各脏腑之气机升降出入必赖于脾胃的升降出入，各种物质的化生传输、敷布出入，必赖于脾胃的斡旋。

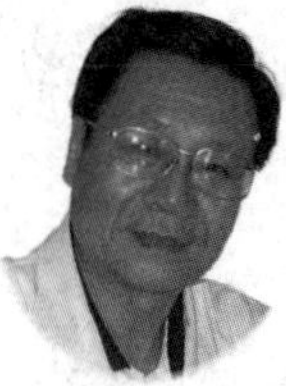

若脾胃之气既衰，元气得不到水谷之气的充养，从而引起元气虚衰，则五脏六腑、四肢百骸、五官九窍、十二经脉皆失于滋养而发生各种病变；脾胃升降功能一旦失职，不仅谷气不生，还会引起胃内的饮食停滞，影响气机运行，导致脾胃病或其他脏腑的疾病，故有“脾胃一伤，五乱互作”，“百病皆由脾胃生”之说。“元气之充足，皆由脾胃之气无所伤”，“内伤脾胃，百病由生”，故脾胃虚弱者，他脏可以乘虚侵侮而发生各种证候。临证选方用药时，必须时时照顾脾胃，避免妄施攻伐及腻补之剂，影响后天生化之本。脾胃与他脏皆有联系，久病不愈与脾胃关系最为密切。常见肝病患者脾也受病，《金匮要略》之“见肝之病，知肝传脾，当先实脾”的理论具有临床指导意义，肝病可以用疏肝健脾的方法。脾胃与肺的关系本属母子，故肺病可以用培土生金之法，使水谷之精微上输于肺，肺气充沛，足以控制病情的发展。脾胃与肾本属相克，故肾病可以用健脾制水之法，肾的元阳赖谷气以充实，使阳生阴长，水能化气，正气盛而病邪自去。脾胃与心密切相关，即心胃（脾）同病，可以用补脾生血、健脾化痰之法增强供血来源，使血液充足，循环通畅，而心神得以安宁。清代叶天士在《临证指南医案》中提出“太阴湿土，得阳始运，阳明燥土，得阴自安，以脾喜刚燥，胃喜柔润”，以及“脾宜升则健，胃宜降则和”的理论，指明了治脾与治胃的不同之处，因而在临床实践中可区别灵活应用。因此，治病当注重顾脾胃之气，凡此种种，可以李中梓一喻概之：“胃气犹兵家之饷道，饷道一绝，万众立散，胃气一败，百药

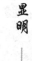

难施。”

方显明教授治病多从调理脾胃入手，用药以益气健脾、理气和胃为法，善用五味异功散治疗临床多种疾病。尤其在危重症、慢性病及疑难杂症的诊治中，他非常重视顾护脾胃之气，强调“但存一分胃气，便得一分生机”，常以此法治愈多种久疾沉疴。

三、用药如用兵，贵在配伍精

古人云：用药如用兵，在精不在多。用之得当，旗开得胜，药到病除；用之不当，损兵折将，贻误病情。药物都具有两重性，不管中药、西药，首先强调用药要合理、安全、有效。“是药三分毒”，特别是当今化学药物和生物制剂广泛应用，而中老年患者常患多种疾病，联合用药在所难免。我们必须辩证地看待药物在治疗上的重要作用和可能引起的不良反应，分清主次，对症用药，方能解除患者的痛苦，降低药源性疾病的发生率。

治病用药，医者须知药物之四气、五味之别，作为施药之根本；同时要掌握药物升降浮沉之规律。除此当知药物采集的时间、炮制的方法及制成药物剂型的不同，其疗效有别。另外，除知配伍“七情”外，当十分清楚“十八反”“十九畏”及妊娠禁忌等，治病不可孟浪从事。药物用量对疗效有着很大关系，必须严格掌握，药量不及则药不中病，量过大反伤人正气，药量当随地区、年龄、体质、气候、具体病情而制宜。药物配伍组方之巧妙，在于所选药物能针对疾病的本质，以切中要害为准绳。

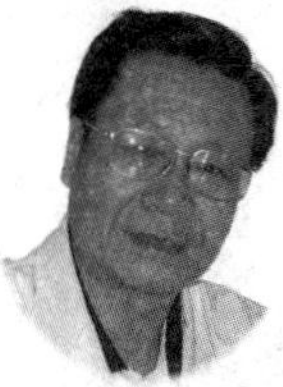

君、臣、佐、使是组方用药的原则，几千年来，中医方剂无不遵循这个原则。但方剂仅仅是一种形式，而最主要的在于方剂经过严密的配伍以后，能使所用的药物更加妥当、细致，切合病情，消除和防止有害于人体的不良反应。否则，就是有药无方，便失却了方剂的本义。但方剂的组成固然需要一定的法则，而这个法则，也并不是一成不变的。因为临证时还需随着患者的病情变化、体质强弱、年龄差异及风俗习惯的不同而灵活运用。例如：小承气汤的组成药物和用量是大黄四两、厚朴三两、枳实三枚，其适应证是邪热内结，出现便硬、潮热、谵语、脉滑而疾，故以大黄为君，清热攻积；厚朴、枳实为臣佐，则胃家的实热才能随下而解。如果腹部满痛、大便秘结，是由于气机闭塞所致，则非加倍重用厚朴为君，枳实、大黄为臣佐，以疏气机，否则不能奏效，故改名为厚朴三物汤。这就是方剂在组成法则和用量上的变化。如果小承气汤加入羌活，则名三化汤，适用于类中风、体质壮实、二便不通的患者，这里又体现出方剂在药味上的变化。

在确定剂量的时候，要根据患者的年龄、体质强弱、病程久暂、病势轻重及所用药物的性质和作用强度等具体情况来进行全面考虑。一般是老年人气血渐衰，对药物的耐受力较弱，特别是作用峻烈的攻邪药物易损正气，应适当低于成人量；小儿 5 岁以下通常用成人量的 1/4，五六岁以上可按成人量减半用；体弱患者也不宜用较大剂量；久病者又应低于新病者的剂量。老年人及身体已极度衰弱者用补药时，一般剂量可较重，但开始时的剂量宜轻，逐渐增加，否则药力过猛而病者虚不受补，反致委顿。若属峻补药物，则用量尤不宜重。就病势而言，凡病势重剧而药力弱、药量轻，则效果不佳；病势轻浅而药力猛、药量过大，极易损耗正气，这些也是必须充分注意的。至于药物方面，质轻的用量宜轻，质重的可稍大；性味浓厚，作用较强的用量可较小，性味淡薄或作用较温和的，可用较大量。而毒性药则须严格控制剂量在安全限度内。除峻烈药、毒性药和某些精制药剂以外，一般中药的常用内服剂量（即有效剂量）为 5 ～ 10g，部分中药的较大剂量为 10 ～ 30g。

所以，医生用药关系重大，用药如用兵，临证必须明审病机，深通药性，审时度势，灵活用药，配伍精当，即所谓“行方智园、胆大心细”，即使急病、重症，只要辨证准确，用药得当，也能“四两拨千斤”，取得好的疗效。

四、辨病与辨证相结合

辨病与辨证都是认识疾病的过程。辨病即是对疾病的辨析，以确定疾病的诊断为目的，从而为治疗提供依据；辨证是对证候的辨析，以确定证候的原因、性质和病位为目的，从而根据证来确立治法，据法处方以治疗疾病。辨病与辨证都是以患者的临床表现为依据，区别在于一为确诊疾病，一为确立证候。方显明教授强调辨病（中医病名诊断）是疗效的基础，辨证（中医证型诊断）是疗效的关键，只有辨病明确、辨证得当，才能提高中医药的疗效。

病，是对疾病全过程基本规律、基本矛盾的概括，具

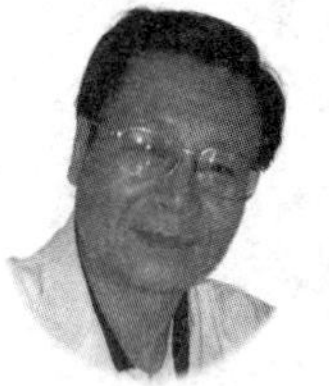

有连续性和特异性两个特征。辨病是对疾病全过程的纵向认识，具有总体把握、纲领性的意义，辨病的过程实际上就是诊断疾病的过程，也就是通过四诊来采集有关病变的资料，并做相应的物理和生化方面的检查，然后分析综合所有有关疾病的材料，作出疾病诊断的思维和实践过程。疾病的诊断确定后，就要根据“病”来采用不同的方法进行治疗。某些病可用有特异性治疗作用的中药单方或复方治疗，如常山截疟、黄连治痢、麻黄治喘等。但以一方一药治疗一种疾病，并非中医学治病方法的主流。

证，则是对疾病发展过程中某一阶段病机特点的概括。证具有阶段性和非特异性。辨证则是对疾病发展过程中某一阶段的认识，辨证的过程是认识疾病的过程，即将望、闻、问、切四诊所收集的材料，包括患者当时的症状和体征，进行综合分析，然后归纳判断为某种性质的证的思维过程。论治的过程是处理疾病的思维过程，即根据辨出的证，确定相应的治疗原则和方法技术，并进一步确定相应的药物方剂或穴位配伍。辨证是论治的前提和先决条件，论治是对辨证正确与否的检验。若患者经相应治疗后，病情有所好转，说明所辨的证基本上是正确的；若患者治疗后病情不但未见好转，而且有所加重，则说明所辨的证可能存在问题，就必须将所辨的证进行修正。中医学的辨证论治的过程，在某种程度上说就是对证的辨析和修正的过程。

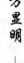

辨证思维过程以证候作为辨析目标反映了中医学诊治疾病的特色。但若只考虑证候的差异，即只考虑疾病的阶

段性和类型性，不考虑疾病的全过程和全貌，要想认识疾病的某一阶段或某一类型的病变本质，必定是困难的，辨证的准确率也必定不会高。反之，若只将疾病诊断清楚，而没有运用辨证思维辨出反映疾病阶段性和类型性本质的证候，也难以实施有效的治疗。因此，要发扬中医学的辨证论治的诊治特色，提高中医的临床诊治水平，提高辨证的准确率，必须坚持辨病与辨证相结合的诊治思路，运用辨病思维来确诊疾病，对某一病的病因、病变规律和转归预后有一个总体的认识；再运用辨证思维，根据该病当时的临床表现和检查结果，辨析该病目前处于病变的哪一阶段或是哪一类型，从而确立当时该病的证候，然后根据证候来确定治则治法和处方遣药。此即通常所说的“以辨病为先，以辨证为主”的临床诊治原则。对某些难以确诊的病证，可发挥辨证思维的优势，依据患者的临床表现辨出证候，随证施治。对某些无证可辨的疾病，可发挥辨病思维的优势，专病专治，参考和吸收现代中药药理研究的优秀成果组方用药，也能收到较好的临床疗效。

辨病和辨证的不同和互补性，使得二者的结合成为必然，辨病和辨证是相辅相成的，两者结合才能更全面地诊治疾病。辨病与辨证的结合符合中医学的特点，有利于中医临床、科研的发展和现代化的实现。

五、重视中西医结合

方显明教授认为，中医学与西医学都是研究人类疾病与健康的医学，同属于生命科学范畴。中医学要在继承传

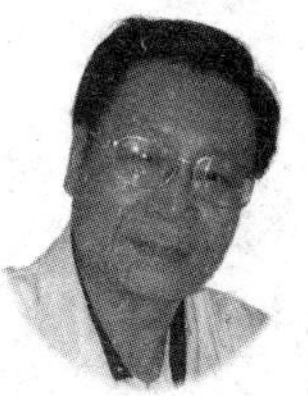

统基础上有所发展，要善于吸收西医学研究的优秀成果，借鉴现代医学的研究方法；西医学也要吸收中医学的合理内涵，借鉴中医学的辨证思维方法，注重整体观与个体化治疗。中西医应该互相沟通，取长补短，相互为用，共同为人类卫生健康事业作出贡献。

由于中西医的理论体系不同，诊断和治疗疾病的方法有异，各有长短，且中医学之长恰恰是西医学之短，而中医学之短却往往是西医学之长，故中西医结合可以实现优势互补而臻完美。如中医学的整体恒动观与西医学的局部分析论互补，中医学的辨证治疗与西医学的辨病治疗互补，中医学的方药系统调节与西药的对因治疗作用互补，还有西医学的数据化、标准化与中医学的模糊观互补等。双方一旦有机融合，有可能实现质的飞跃而形成新的医学体系。

由于中医学是临床经验与古代哲学相结合的结晶，其理论总带有思辨性叙述语言，古奥难懂，剂型服法更原始烦琐，难以为现代人所喜闻乐受；中草药、中成药也未达到出口的规范而难以与世界接轨，这些则有望通过与西医学结合而得到解决。因此，中西医结合是时代发展的要求。

专病论治

冠心病

冠状动脉粥样硬化性心脏病是指冠状动脉粥样硬化使血管腔狭窄或阻塞，或（和）因冠状动脉功能性改变（痉挛）导致心肌缺血缺氧或坏死而引起的心脏病，统称冠状动脉性心脏病，简称冠心病。冠心病属于中医学“胸痹心痛”之范畴，从古至今，中医治疗胸痹、心痛，在理论、辨证、治疗法则等方面均积累了丰富的经验。方显明教授认为，本病的病因病机可概括为脏气虚于内，痰瘀痹于中。五脏虚损是本病的内在病理基础，痰浊瘀血是本病的重要致病因子，受邪络脉是其主要病变部位。治疗大法上，当审证求因，标本并治，通补并筹，痰瘀同治，以益心脉颗粒（安心颗粒）、益心通脉汤治之。

一、五脏虚损是冠心病的内在病理基础

1. 心肺虚损，瘀血停滞

《素问·脏气法时论》曰：“心病者，胸中痛，胁支满，胁下痛，膺背肩胛间痛，两臂内痛……”所论与冠心病的症状相类似。冠心病属心与血脉之病变。心主血脉，有推动血液运行的作用，而脉为血之经隧，故血液在脉道中正常运行，依靠心与脉的互相配合，而以心为主导。心之阳气虚衰，不能温暖血脉、鼓动气血运行，则血流不畅，心

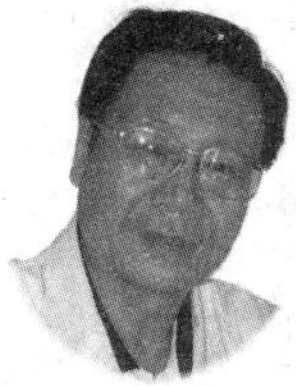

脉滞涩不通而为病。张仲景在《金匮要略·胸痹心痛短气病脉证治》中强调阳微是导致胸痹、心痛的内在因素，应责其极虚也，说明了心之阳气虚衰与胸痹心痛的内在关系。肺与心同居胸中，心主一身之血，肺主一身之气而司呼吸，肺朝百脉，能辅心神、行心血、摄心液。血之运行，虽为心所主，但须在肺气宣畅的情况下，宗气才能贯心脉，推动血液运行而通达周身。心肺之气充足，推动之力强，血液就能在脉道中正常运行，内而荣养五脏六腑，外而濡润四肢百骸；若心肺之气亏虚，推动之力弱，血液失却正常的运行，一则脏腑经脉失养，一则血液停滞为瘀，皆可致胸痹心痛。《灵枢·厥病》云："卧若徒居，心痛间，动作痛益甚，色不变，肺心痛也……"《灵枢·杂病》云："心痛但短气不足以息，刺手太阴。"论述了肺虚受邪而致心痛的症状与治疗。《圣济总录·心痛门》也指出："论曰手少阴，心之经也，心为阳中之阳……若诸阳气虚，少阴之经气逆，则阳虚而阴厥，致令心痛，是为厥心痛。"强调了心阳在胸痹心痛发病中的重要地位。

2. 肝气虚损，气血不畅

《圣济总录·心痛门》云："论曰肝心痛者，色苍苍如死灰状，不得太息是也……今肝虚受邪，传为心痛，故色苍苍而不泽，拘挛不得太息也。"论述了由肝虚而引起心痛的症状。肝属厥阴，性主疏泄，肝之疏泄正常，气机条达，血行流畅，则气血调和，血脉安宁。若情志不舒，肝气郁滞，气血失调，运行不畅，瘀滞脉络，或厥阴虚寒，疏泄不利，气血运行不畅，亦可使心脉瘀阻，心之脉络瘀滞，则为胸痹心痛。正如《诸病源候论·心腹痛病诸候》所说："胸胁痛者，由胆与肝及肾之支脉，虚为寒气所乘故也。"陈修园亦云："两乳之间，则为膺胸，膺胸痛者，乃肝血内虚，气不充于期门，致冲任之血不能从膺胸而散，故痛。"

3. 脾气虚损，失于健运

《灵枢·厥病》云："厥心痛，痛如以锥针刺其心，心痛甚者，脾心痛也……"《类经》解释说："脾之支脉，注入心中。若脾不能运而逆气攻心，其痛必甚，有如锥刺者，是脾心痛也。"指出了脾心痛的病证特点及其病因。因脾主运化，为气血生化之源，脾胃强健，运化自如，生化有源，则气血充足，脉道通利，脏腑气机调和。若脾胃虚弱，运化无权，一则气血乏源，脏腑失荣，脉道不利，血行涩滞；一则水湿不运，痰自内生，壅滞脉道，心脉痹阻，均可致胸痹心痛。所以，《圣济总录·心痛门》云："脾虚受病，气上乘心，故其痛特甚。"

4. 肾气虚损，温煦无权

《圣济总录·心痛门》云："肾心痛者，心痛与背相引，善瘛，如物从后触及心，身伛偻是也……今肾虚逆气乘心，故其痛与背相引，善瘛疭，如物触其心也。"指出了肾心痛的症状与病机。肾主命门，内藏精气，有温煦脏腑、维持其正常生理功能的作用。若肾阳不足，温煦无力，则心脾诸脏气化失调，津液气血运行不畅，痰浊、瘀血诸邪自生，可致脉道阻遏而为胸痹心痛。若肾阴不足，阴精不能上承于心，涵养于肝，则心阴亏损，肝阴不足，心之脉络失养，

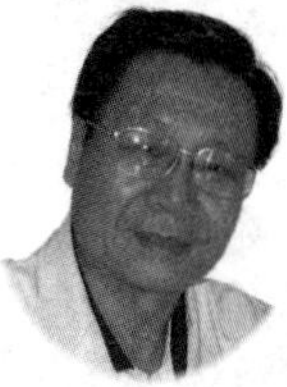

拘挛而痛。所以，《素问·脏气法时论》说：“肾病者……虚则胸中痛。”

总之，人体是一个有机的整体，五脏之间相互联系，互相影响。冠心病虽病位在心，但与肺之治节、肝之疏泄、脾之运化、肾之温煦息息相关。诸脏之虚，皆可损及心与血脉，使心阳不足、血脉受病，而致胸痹心痛。正如《难经》所说：“其五脏气相干，名厥心痛。”而《诸病源候论·心痛病诸候》则进一步指出：“诸脏虚受病，气乘于心者，亦令心痛。”说明心痛多由脏气内虚，为邪气所客，气机逆乱而成。

二、痰浊瘀血是冠心病的重要致病因子

中医学之痰瘀相关学说可谓源远流长，最早可溯源于《黄帝内经》。《灵枢·痈疽》云：“津液和调，变化而赤为血。”《灵枢·邪客》云：“营气者，泌其津液，注之于脉，化以为血……”认为生理上津血同源。《灵枢·百病始生》云：“……凝血蕴里而不散，津液涩渗，著而不去，而积皆成矣。”认为积之生是痰瘀交夹为患。《素问·汤液醪醴论》中治疗水肿之“去宛陈莝”法即是用活血化瘀的方法而起到消除水肿的作用。《黄帝内经》中所记载的四乌鲗骨一藘茹丸是典型的痰瘀同治之方。《金匮要略·水气病脉证并治》云“血不利则为水”，认为水气病之血、水可以相互转换，如当归芍药散、苇茎汤、当归贝母苦参丸等均是按痰瘀同治原则遣方用药的方剂。《诸病源候论》也阐明了瘀血不散可以化为痰，“诸痰者，此因血脉壅塞，饮水结聚而不

消散，故成痰也”。朱丹溪在《丹溪心法》中明确指出“痰夹瘀血，遂成窠囊”，对后世的影响颇大。《景岳全书·痰饮》谓：“痰涎皆本气血，若化失其正，则脏腑病，津液败，而血气即成痰涎。”赵献可在《医贯》中云：“痰也，血也，水也，一物也。”上述均认为痰瘀相关。唐容川在《血证论》中对水血之间的关系从生理、病理、治疗等方面进行了颇为详尽的论述，如“血积既久，亦能化为痰水”；“须知痰水之壅由瘀血使然，但去瘀血，则痰水自消”；“病血者未尝不病水，病水者未尝不病血”；“治水即以治血，治血即以治水”，强调水血之间互相转化，治疗宜痰瘀同治。秦景明在《症因脉治》中明确提出痰瘀互结可致心胸痹痛，其云：“胸痹之因……痰凝血滞。”龚信在《古今医鉴》中也有相同认识，其云：“心痹痛者，亦有顽痰死血。”曹仁伯在《继志堂医案》中也有“胸痛彻背，是胸痹……此病不惟痰浊，且有瘀血交阻膈间”的记载。近代名医岳美中谓：“冠心病老人尤见，因年高者代谢失调，胸阳不振，津液不能蒸化，血行缓慢瘀滞，易成痰浊、血瘀。”名医冉雪峰认为，冠心病心绞痛辨证多为“痰热内阻，夹有瘀血”。现代名医董建华认为胸痹的基本病机是“胸阳不振，阴邪上承或痰浊痹阻导致气血运行不畅”。综上可见，“痰瘀相关”理论源自“津血同源”，是故瘀血日久，血脉壅塞，津液涩渗，则津停为痰，此由血而及痰。又若饮食损伤，脾胃运化失健，则水液不归正化，变生痰浊。痰浊既生，可影响气机，病殃及血，致血行迟滞，瘀血内停，此又由痰及血。不论痰生于先，影响气机，病殃及血，血行瘀滞；或瘀生于先，

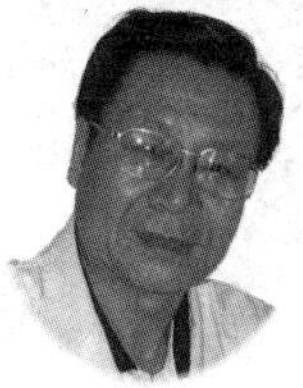

变生痰浊，两者终致痰瘀互结，兼夹为患，使病情错综难治，反复发作。此可能是冠心病迁延缠绵、经久难愈的原因之一。

方显明教授在总结前人经验的基础上，结合多年的临床经验认为，脏气亏虚，气化功能失调，则气血津液失于正常的运行，可停积而为痰为瘀；而痰浊与瘀血一旦产生，又可伤脏气，二者互为因果。例如，痰浊内生，久则上犯于胸，可致胸阳痹阻而为胸痹。所以，尤在泾的《金匮要略心典》认为："……阳痹之处，必有痰浊阻其间耳。"而瘀血内停，阻滞脉络，心脉不通，又可成为胸痹心痛的直接原因。正如《素问·痹论》所云："心痹者，脉不通。"而痰与瘀之间常相互为因，互相转化。痰浊壅滞脉道，气血不能畅行，可致脉络瘀阻；瘀血久积，"营卫不清，气血浊败，熏蒸津液"，亦能转化为痰浊。由此可见，痰浊与瘀血是构成冠心病的两个重要致病因素。

痰浊与瘀血之形成，虽由脏腑气化失调而致，但与寒邪侵袭、劳逸失当、饮食不节、情志内伤等因素的影响也有一定的关系。如寒邪侵袭，可令气血凝涩，经脉急引而作痛。《素问·举痛论》云："……寒气入经而稽迟，泣而不行……客于脉中则气不通，故卒然而痛。"此正是因寒致瘀之机理所在。劳逸适当，则气血流通，脏腑安和，若过于作劳，可致心气受损，脾运不健，亦即所谓"劳则气耗"；而贪逸少劳，又可致气血运行不畅，脾气呆滞，湿聚生痰。饮食不节，恣食膏粱肥甘、醇酒厚味，亦可呆胃滞脾，酿湿蒸痰。正如《儒门事亲·酒食所伤》所云："夫膏粱之人……酒食所伤，胸闷痞膈，酢心。”心主血脉而舍神，情志内伤，气机郁结，可使心血运行不畅而心气受损。所以，《杂病源流犀烛·心病源流》认为七情除“喜之气能散外，余皆足令心气郁结而为痛也”。

三、受邪络脉是冠心病的主要病变部位

关于冠心病之病变部位，历代医家大多认为心脏不能受邪。《诸病源候论·心痛病诸候》云：“心为诸脏主而藏神，其正经不可伤，伤之而痛为真心痛，朝发夕死，夕发朝死。”指出心之正经（本脏）不能受邪气所伤，受伤则可发生真心痛。其症状与冠心病心肌梗死类似。又云：“心有支别之络脉，其为风冷所乘，不伤于正经者，亦令心痛，则乍间乍甚。”指出心之络脉受邪亦可发生心痛，其症状与冠心病心绞痛相似。《医学入门·心脾痛》则明确提出：“厥心痛因内外邪犯心之胞络，或他脏邪犯心之支脉。”可见冠心病的病变部位除与心之本脏受损有关之外，与心之胞络（心包络）和支脉（络脉）受邪也有密切关系。因此，《医宗必读·心腹诸痛》云：“心为君主，然不受邪，受邪则本经自病，名真心痛，必死不治。然经有云，邪在心则病心痛，喜悲，时眩作，此言胞络受邪，在腑不在脏也。又云手少阴之脉动，则病嗌干，心痛渴而欲饮，此言别络受邪，在络不在经也。”所谓“在腑不在脏”，是指心包络受邪。心包络属六腑之一，故曰邪在腑而不在脏。而“在络不在经”，是指心之别络受邪。心有经脉、络脉之分，故曰邪在络而不在经。这些论述与心脏之冠状动脉及其分

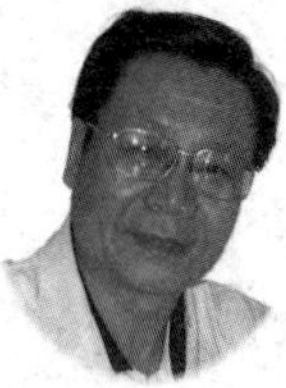

支血管的病变相类似，故心之络脉是冠心病的主要病变部位。

络脉受邪是心络病变的最初表现形式和始动因素，是冠心病心绞痛发病机制的重要环节，也是冠心病心肌梗死及各种并发症的基础。长期饮食不节、情志内伤、劳逸失调、年老体弱或外邪犯心，致脏腑功能失调，心之气血阴阳不足，心之脉络瘀滞，气机不利，血运不畅，致冠心病心绞痛；或是由于各种原因引起患者气虚、气滞、痰凝或寒邪入侵，均可导致心络不畅，瘀血内停而发病。例如，《素问·缪刺论》云：“邪客于足少阴之络，令人卒心痛暴胀……”指出邪客络脉可致心痛。又如《医门法律·中寒门》说：“胸痹心痛，然总因阳虚，故阴得乘之。”《类证治裁·胸痹》亦云：“胸痹胸中阳微不运，久则阴乘阳位，而为痹结也。”《类证治裁》指出：“虚痛久，痛必入络，宜理营络。”张锡纯亦认为“其瘀多在经络”。此外，心之络脉细窄易滞，胸痹、心痛可因情志、外邪等因素引起挛急、拘急而发。《素问·举痛论》云：“寒气客于脉外则脉寒，脉寒则缩蜷，缩蜷则脉绌急，绌急则外引小络，故卒然而痛。”临床和实验研究证明，冠状动脉痉挛不仅可以引发心绞痛，而且可触发心肌梗死，而心络绌急病理机转类似于冠脉痉挛。更有年迈体衰，加之饮食不节，脾胃受损，后天化生不足，造成络脉空虚而发病。由于络脉营血不足，失于濡养，则气失所养，脏腑功能亦因之减弱，气行无力；或阴血亏损，营阴涸涩，血气运行稽迟，则停留于局部而为瘀，致使瘀滞固结难解，即“不荣作痛”。

四、从脾胃论治冠心病

中医学认为，人体是一个有机的整体，各脏腑组织之间有着密切的联系，生理上相互生养制约，病理上互相乘侮影响。脾胃与心密切相关。其一，经脉关系：脾胃与心经脉相通，《灵枢·经脉》云："脾足太阴之脉……其支者，复从胃别上膈，注心中。"《素问·平人气象论》云："胃之大络，名曰虚里。贯膈络肺，出于左乳下，其动应衣，脉宗气也。"脾胃与心亦通过经别、经筋及其他经相连接。《灵枢·经别》云："足阳明之证……属胃，散之脾，上通于心……"《灵枢·经筋》云："足太阴之筋……结于肋，散于胸中。"脾胃与心，脏腑相关，经脉相连，故脾胃失调可以导致心病，发生胸痹。其二，五行关系：心属火，脾属土，心脾乃母子之脏，子病可及母，脾气虚弱，子盗母气，则病及心。其三，气化关系：脾胃主受纳、运化水谷，乃多气多血之脏腑，为气血生化之源。心脉中气血之盈亏，实由脾之盛衰决定。其四，气机升降方面：脾胃为气机升降之枢纽，脾脏主升，胃腑主降，二者互为表里，升降相因。若脾胃枢机不利，可致肾水不升，心火不降，水火不济，心肾不交，心肾俱病。综上所述，脾胃与心的联系是全方位的，而且十分紧密，脾胃失调可影响心脏，导致心脏的病变。

方显明教授认为，冠心病是由于正气虚于内，痰浊、血瘀引起心脉痹阻不畅而致。其病位在心，但并不止于心，因五脏相关，经络相连，任何一脏功能失调都累及他脏。

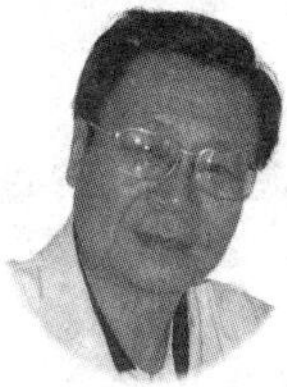

而脾胃在人体生命活动中占有特殊重要的位置，其与冠心病的发病关系密切，主要表现为以下方面：①气血亏虚，运行失和：脾胃为后天之本，气血生化之源，若脾胃失调，运化无权，则气血乏源，血不养心，必致心脉不利，而生胸痹、心痛诸证；宗气不足，推动无力，可致血运不畅，心脉滞涩不通，胸痛、胸闷、憋气等症状随之而起。②痰浊积聚：脾喜燥而恶湿，脾主运化水谷和水湿，如果脾运化功能失调，水湿停聚体内成为痰，痰浊上犯，痹阻胸阳，闭塞心脉，则会导致冠心病的发生。③痰瘀阻滞：脾胃功能失司，水湿聚而成痰，痰阻则气滞，气滞则血瘀，痰瘀相互胶结，阻塞脉络，导致胸痹心痛的发生。④气机不畅，阴阳失调：脾胃居于中焦，为气机升降之枢纽，脾之升清和胃之降浊功能正常是气机和畅、阴阳平衡的关键；肝之升发，肺之肃降，心火之下降，肾水之上升，无不需要脾胃的配合；脾胃气机不利，可影响肝之疏泄功能，致气机郁滞，心脉瘀阻，引起胸痹，亦可引起其他脏腑功能失调，直接或间接对胸痹造成影响。因此，脾胃功能失调为冠心病基本病理变化不可忽视的环节。

调理脾胃治疗胸痹，最早见于《黄帝内经》。《灵枢·杂病》云："心痛，腹胀，啬啬然，大便不利，取足太阴。"《灵枢·厥病》云："……胃心痛也，取之大都、太白。"此即通过针刺脾胃经脉的腧穴，调节脾胃经气，达到治愈因脾胃失调而导致的胸痹心痛的目的。汉代张仲景开辟了运用药物从脾胃论治胸痹的先河。《金匮要略·胸痹心痛短气病脉证治》云："胸痹，心中痞，留气结在胸，胸满，胁下逆抢心，枳实薤白桂枝汤主之，人参汤亦主之。”亦云：“胸痹，胸中气塞，短气，茯苓杏仁甘草汤主之，橘枳姜汤亦主之。”唐代孙思邈亦提出从脾治心的法则，他在《千金要方》中说：“心劳病者，补脾以益之，脾旺则感于心矣。”国医大师邓铁涛教授认为冠心病的发病以脾虚为始动环节，因虚生痰，痰瘀互结，阻塞血脉而发为胸痹（冠心病），提出了健脾益气、活血化痰的调脾护心治法为冠心病的基本治法。

五、典型病例

病例1：宋某，男，68岁。初诊日期：2008年12月16日。

主诉：反复胸闷5年。

现病史：患者自述近5年来反复出现胸闷，有憋闷感，气喘，气短乏力，活动时明显，休息可缓解，遇冷或冬天易发作，曾于院外诊断为冠心病，具体治疗不详，病情反复，故来院求中医治疗。刻见：胸闷，气喘，气短，疲倦乏力，活动时明显，休息可缓解，时有汗出，面色无华，口干不欲饮，舌质暗淡，苔微黄，脉弦细。

辨证：气虚夹痰瘀。

治法：补中益气，化痰逐瘀。

处方：益心通脉汤加减。

竹茹6g，枳实6g，茯苓15g，橘红6g，法半夏9g，丹参12g，山楂12g，党参15g，白术10g，麦冬10g，五味子6g，炙甘草5g。7剂，日1剂，水煎服。

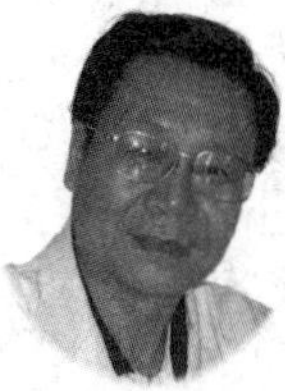

二诊：药后胸闷、气喘、气短减轻，仍有疲倦乏力，时有汗出，面色无华，舌质暗淡，苔白，脉弦细。谨守病机，效不更方。守方7剂，日1剂，水煎服。

三诊：药后胸闷、气喘、气短基本消除，疲倦乏力好转，舌质暗淡，苔白，脉沉细无力。谨守病机，效不更方。守方10剂，日1剂，水煎服。

按：方师认为，冠心病属于中医学“胸痹心痛”范畴，其发生多由脏气不足，气化失调，津血营运不畅，津液凝聚成痰，血液涩滞成瘀，痰瘀闭阻，心脉不通而致。其病因病机可概括为“脏气虚于内，痰瘀痹于中”。治疗大法上，当审证求因，标本并治，通补并筹，痰瘀同治。本虚当补气通阳，从《金匮要略》“通阳”之法，以复脏腑气化之功能；而标实当化痰逐瘀，以祛络脉之邪、通络脉之滞，使“邪去而正安”，方用益心通脉汤加减。方中用党参、白术、炙甘草益气健脾，补中州以养五脏；枳实、橘红、法半夏、茯苓、竹茹理气和胃，化痰降浊；丹参、山楂活血逐瘀，以畅心脉；麦冬养阴，以防温燥伤阴；五味子乃补心之猛将，用之收敛心气，补肾宁心。诸药相伍，共奏益气补中、化痰通瘀之功，俾正虚得复，脏气和调，运行自如，心脉畅通，诸症自除。

病例2：黄某，男，51岁。初诊日期：2009年7月3日。

主诉：胸闷痛1周。

现病史：患者自述近1周来出现胸闷痛，位于胸骨后，呈阵发性，伴有气短、乏力、嗳气、反酸、恶心欲吐，无呼吸困难，无腹痛、腹泻，纳食欠佳，二便调，舌暗红，苔白腻，脉滑带弦。

既往史：有慢性胃炎病史。

辨证：气虚夹痰瘀。

治法：益气化痰逐瘀。

处方：益心通脉汤加减。

竹茹6g，枳壳6g，茯苓15g，法半夏10g，橘红6g，丹参12g，山楂12g，党参18g，白术10g，瓜蒌壳10g，炙甘草5g。7剂，日1剂，水煎服。

二诊：药后胸闷痛已除，无嗳气、反酸及恶心呕吐，气短、乏力减轻，纳寐可，二便调，舌暗红，苔白，脉滑弦。守方7剂，日1剂，水煎服。

按：此乃胸痹气虚夹痰瘀之证，缘由患者脾胃虚弱，湿浊内生，阻碍气机，痹阻胸阳，血行不畅，瘀血内阻，故发为本病。脾胃与心有经络相连。足太阴脾之经脉属脾络胃，“其支者，复从胃，别上膈，注心中”。冠心病心胃同治法首载于《金匮要略·胸痹心痛短气病脉证治》，其曰：“胸痹，心中痞，留气结在胸，胸满，胁下逆抢心，枳实薤白桂枝汤主之，人参汤亦主之。”其次如橘枳姜汤，亦是从脾胃论治胸痹的方药，只是后者是通过和胃降逆，达到调理气机、振奋中阳、驱除胸中寒邪之目的。所以，方师强调从调理脾胃入手治疗冠心病，治宜补气健脾、化痰逐瘀为法，方用益心通脉汤加减，使中气盛则宗气旺，脾胃健则无生痰之源，心脉则自通。

病例3：周某，男，64岁。初诊日期：2009年7月4日。

主诉：反复胸闷2年。

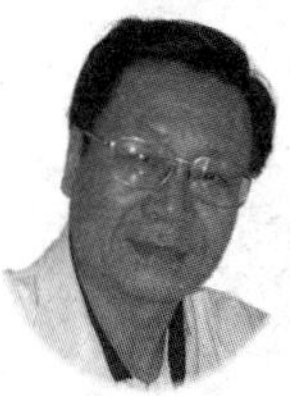

现病史：患者自述近两年来反复出现胸闷、气喘、气短、乏力，动则加重，双下肢浮肿，口干欲饮热水，汗多，动则明显，大便2～3日1行。现症见：胸闷，气喘，气短，乏力，动则加重，汗多，动则明显，大便2～3日1行，夜寐欠佳，舌质暗淡，苔白润，脉沉结。

既往史：有冠心病、高血压病史。

辨证：心阳不振夹痰瘀。

治法：益气通阳，化痰逐瘀。

处方：安心颗粒。

人参6g，水蛭6g，茯苓12g，桂枝10g，瓜蒌12g。7剂，日1剂，水煎服。

二诊：药后诸症均有所减轻，舌质暗淡，苔白润，脉沉结。切中病机，守方7剂，日1剂，水煎服。

三诊：药后诸症均明显减轻，舌质暗淡，苔白润，脉沉结。守方7剂，日1剂，水煎服。

谨守病机，服药30余剂，症状完全消失。

按：此乃中医学“胸痹心痛”范畴，多由脏气不足，气化失调，津血营运不畅，津液凝聚成痰，血液涩滞成瘀，痰瘀闭阻，心脉不通而致。其病因病机可概括为“脏气虚于内，痰瘀痹于中”。治疗大法上，当审证求因，标本并治，通补并筹，痰瘀同治。本虚当补气通阳，从《金匮要略》“通阳”之法，以复脏腑气化之功能；而标实当化痰逐瘀，以祛络脉之邪、通络脉之滞，使“邪去而正安”，方用安心颗粒。方中以人参大补元气、安神益心，为君药；桂枝通阳行脉，辅助人参以振奋心阳，为臣药；瓜蒌理气宽胸、化痰泄浊，水蛭活血逐瘀、通脉散结，共为佐药；茯苓利湿消痰、宁心安神，为使药。诸药合用，共奏益气通阳、化痰理气、逐瘀通络之功。俾阳气旺则心神自宁，痰瘀散则血脉自通，水湿利则痰浊自消，心脉受益，自能安然无恙。

附：冠心病介入术后的中医药治疗

经皮冠状动脉介入治疗（PCI）作为冠心病的有效治疗方法已经广泛应用于临床，但即使目前最先进的药物涂层支架，也不能完全解决再狭窄和术后心绞痛复发等并发症。方显明教授结合冠心病的病机特点，对PCI术后的中医药辨证治疗提出许多独创性意见，用于临床获得良好疗效。

1.病因病机

方显明教授认为，中医发病学的特点之一是重内因。内因是疾病发生的主要原因，《素问·刺法论》云："正气存内，邪不可干。"《灵枢·百病始生》云："风雨寒热不得虚，邪不能独伤人。"冠心病介入术后仍属冠心病范畴，其以脏气内虚为其内在病理基础，五脏亏虚，气化无力，津液与血失于调和，津液凝聚而成痰，血行涩滞而成瘀，可形成痰浊、瘀血等病理产物；而痰浊壅滞，瘀血内停，又可使心之脉络痹阻，导致冠心病的发生与发展。因虚致实，因实致虚，虚实互为因果，构成了冠心病本虚标实、虚实夹杂的病理过程。本虚为脏气亏虚，因其病在心，故以心之阳气亏虚为根本；标实为痰浊、瘀血，或以痰为主，或痰瘀互结，或以瘀血为主，可反映于不同的病理阶段。而寒邪侵袭、劳逸失当、饮食不节、情志内伤，则多为其诱

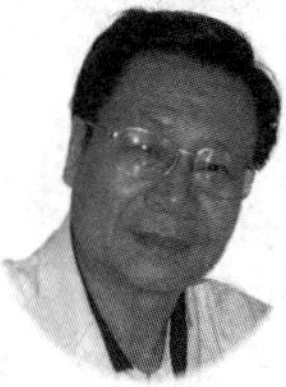

发因素。《金匮要略·胸痹心痛短气病脉证治》云:“夫脉当取太过与不及，阳微阴弦，即胸痹而痛，所以然者，责其极虚也。”指出了冠心病之病因病机乃“阳微阴弦”。《医宗金鉴》解释说:“阳微，寸口脉微也，阳得阴脉，为阳不及，上焦阳虚也；阴弦，尺中脉弦也，阴得阴脉，为阴太过，下焦阴实也。凡阴实之邪，皆得以上乘阳虚之胸，所以病胸痹心痛。”也就是说，阳微指上焦阳虚，胸为阳位，乃心肺之所居，故阳虚亦即胸阳不足；阴弦指下焦阴实之邪，包括痰浊、寒凝等。因此，在胸阳不足的基础上，阴邪乘虚干于阳位，二者搏结，痹阻不通，即“胸痹而痛”。曹仁伯在《继志堂医案》中也有“胸痛彻背，是胸痹……此病不惟痰浊，且有瘀血交阻膈间”的记载。因此，冠心病的病因病机可概括为“脏气虚于内，痰瘀痹于中”。

冠心病介入治疗可归属于中医学“祛邪”治法，具有破瘀通络之功效，但介入治疗同时损伤心之脉络，伤及气血，形成新的瘀血。《素问·阴阳应象大论》云:“气伤痛，形伤肿。”又说:“故先痛而后肿者，气伤形也；先肿而后痛者，形伤气也。”气本无形，气伤则气滞，郁滞则气聚，聚则似有形而实无质，气机不通之处，即伤病所在之处，必出现胸闷疼痛。血有形，形伤肿，瘀血留滞，局部出现肿胀。另一方面，冠心病本以虚为主，加之手术的破血作用，易耗伤心脏阳气，故本虚症状较前可能加重。正气不足，邪必所凑，气血不能调和，瘀血、痰浊内生，再次瘀阻脉络，发为胸痛。因而，冠心病介入治疗后以本虚为主，兼有实邪，即“正气亏虚为主，兼气滞、血瘀、痰浊”。

2. 中医康复治疗

病瘥防复即康复治疗，是中医“治未病”思想的重要组成部分。冠心病介入治疗后药物康复的目的在于防止疾病的复发和提高患者的生存质量，促进身体康复。

介入治疗注重局部干预，是一种暂时的姑息的局部治疗方法，而动脉粥样硬化是一种全身性的病理疾病，术后冠状动脉粥样硬化还将进展，再狭窄事件和血栓事件使介入治疗只能改善患者的症状和生命质量，却不能有效降低远期主要心血管事件的发生率。对整体关注不足是介入治疗的缺点，而整体治疗、辨证论治是中医学的优势之一。冠心病介入治疗后的中医康复治疗当审证求因、辨证论治，重在祛除病因，重点抓住痰与瘀。宿痰旧瘀不祛，则正气难复，故针对“正虚为主，夹有邪实”的病机特点，治疗上宜标本并治，通补并筹。本虚当补气通阳，从《金匮要略》“通阳”之法，以复脏腑气化之功能；而标实当理气化痰逐瘀，以祛络脉之邪、通络脉之滞，使“邪去而正安”。方师倡用“益气通阳、化痰理气、逐瘀通络”之法，制定经验方安心颗粒（由人参6g、水蛭6g、茯苓12g、桂枝10g、瓜蒌12g组成）和益心通脉汤（由太子参15g、白术10g、枳壳6g、橘红6g、法半夏10g、茯苓15g、竹茹6g、丹参12g、山楂12g、瓜蒌壳10g、炙甘草6g组成）治之。

3. 典型病例

病例1：阮某，女，72岁。初诊日期：2009年2月5日。

主诉：反复胸闷痛5年，再发3天。

现病史：患者自述5年来反复出现胸闷痛，位于心前

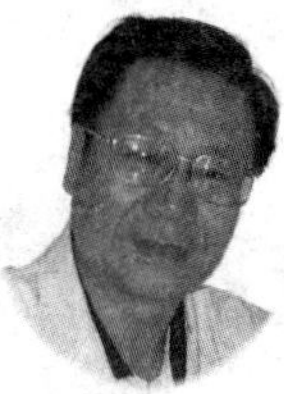

区，每次发作持续3～5分钟，多在活动时发作，休息可缓解，常伴心悸、气短、乏力，平时服用丹参片及中药汤剂治疗，病情仍反复发作。曾于2009年1月2日在我院行冠状动脉造影检查示冠状动脉前降支近中段狭窄80%，并植入药物支架1枚，术后未见胸闷痛发作。近3天来胸闷痛再发而来院诊治。现症见：胸闷痛时作时止，倦怠乏力，心悸，气短，面色苍白，舌质淡有瘀点，苔白，脉沉无力。

辨证：心阳不振夹痰瘀。

治法：益气通阳，化痰理气，逐瘀通络。

处方：益心脉合剂。

人参6g，水蛭6g，茯苓12g，桂枝10g，瓜蒌12g。7剂，日1剂，水煎服。

二诊：药后胸闷痛已除，余症悉减，舌质淡有瘀点，苔白，脉沉无力。证治同前，效不更方，守原方10剂，日1剂，水煎服。同时另拟一方：红参2～3g，田七（研粉）5～6g，平时隔水蒸服。

按：此属中医学“胸痹”范畴，乃心气不足，心阳不振，兼夹痰瘀之证。方师认为冠心病的病因病机为“脏气虚于内，痰瘀痹于中”。介入治疗后伤及心之阳气，损伤心之脉络，使心阳更虚，旧瘀未祛，新瘀又成，痰浊更重，痹阻心脉，发为胸痛。治疗上侧重于通阳破瘀，以益气通阳、化痰、通瘀为法，通补兼施，标本兼顾，方用益心脉合剂。益心脉合剂由人参、水蛭、茯苓、桂枝、瓜蒌组成，方中以人参大补元气、安神益心，为君药；桂枝通阳行脉，辅助人参以振奋心阳，为臣药；瓜蒌理气宽胸、化痰泄浊，水蛭活血逐瘀、通脉散结，共为佐药；茯苓利湿消痰、宁心安神，为使药。诸药合用，共奏益气通阳、化痰理气、逐瘀通络之功。俾阳气旺则心神自宁，痰瘀散则血脉自通，水湿利则痰浊自消，心脉受益，自能安然无恙。

病例2：郗某，男，58岁。初诊日期：2009年6月10日。

主诉：反复胸闷痛3年，加重1周。

现病史：患者自述3年前开始每于劳累或情绪激动时出现胸闷痛，持续约10分钟后自行缓解，每月发作1～2次，发作时伴胸中窒闷不舒、心悸、气短、乏力，夜寐差，曾行心电图检查提示ST -T改变，诊为冠心病，口服消心痛、复方丹参滴丸及中药汤剂（具体不详）等治疗，病情仍反复发作。曾于2009年5月10日在当地医院行冠状动脉造影检查示冠状动脉多支病变，并植入药物支架2枚，术后仍有胸闷痛发作。近1周胸闷痛发作3次，因发作频繁于今天到本院求中医治疗。现症见：胸闷痛时作时止，倦怠乏力，肢体沉重，纳寐可，二便调，舌质暗淡，苔白腻，脉滑。

辨证：气虚夹痰瘀。

治法：益气补中，化痰通瘀。

处方：益心通脉汤。

太子参15g，白术10g，枳壳6g，橘红6g，法半夏10g，茯苓15g，竹茹6g，丹参12g，山楂12g，瓜蒌壳10g，炙甘草6g。7剂，日1剂，水煎服。

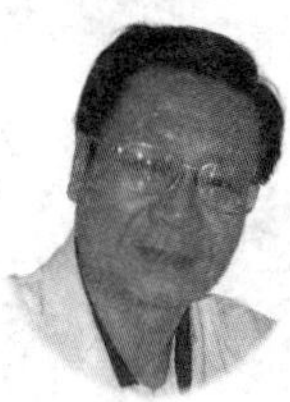

二诊：药后症状稍减，但本周仍于活动后出现胸痛，发作1次，伴乏力、汗出、肢体沉重，夜寐欠佳，二便调，舌质暗淡，苔白腻，脉滑。效不更方，守原方7剂，日1剂，水煎服。

三诊：药后1周无胸闷痛发作，诸症悉减，纳寐可，二便调，舌质淡，白腻苔减退，脉滑。效不更方，守原方10剂，日1剂，水煎服，以巩固疗效。

按：此属中医学“胸痹”范畴，乃气虚夹痰瘀之证。方显明教授认为，此属正气不足，痰瘀贯穿疾病的始终。介入治疗后既耗伤正气又损伤心的脉络，使旧疾未祛，新疾又成，气血不能调和，瘀血、痰浊内生，再次瘀阻脉络，发为胸痛。本案侧重于痰浊，痰为沉痼之疾，治痰不离脾胃，故治当从调脾胃入手，健运中州，化痰浊，消瘀血，以益气、化痰、通瘀为法，通补兼施，寓攻于补，方用益心通脉汤。益心通脉汤由四君子汤合温胆汤加减而成，方中用太子参、白术、炙甘草益气健脾，补中州以养五脏；枳壳、橘红、法半夏、茯苓、竹茹理气和胃，化痰降浊；丹参、山楂活血逐瘀，以畅心脉。诸药相伍，共奏益气补中、化痰逐瘀之功。俾正虚得复，脏气和调，运行自如，心脉畅通，胸痛症状自可缓解。

病例3：陈某，男，73岁。初诊日期：2009年6月16日。

主诉：反复胸闷5年，加重3天。

现病史：患者自述5年前起反复出现胸闷，活动时易发作，休息可缓解，伴气短乏力，时有心悸。3年前曾于当地医院行冠状动脉造影提示多支血管病变，并行支架植入术，术后乃有胸闷发作。近3天来胸闷发作频繁，多在活动时发作，休息3～5分钟可缓解，伴气紧、乏力、心悸，夜寐差，纳少，大便秘结，小便调，舌质暗淡，苔厚、黄白相兼，脉滑数无力。

既往史：有8年便秘病史，有高血压病史。

辨证：气阴两虚夹痰热。

治法：益气养阴，清热化痰。

处方：生脉饮合温胆汤加减。

党参18g，麦冬12g，五味子6g，茯苓15g，竹茹6g，枳壳6g，丹参12g，瓜蒌壳10g，山楂12g，橘红6g，法半夏9g，炙甘草6g。7剂，日1剂，水煎服。

二诊：药后胸闷明显减少，活动后仍有气紧、乏力，夜寐欠佳，大便秘结，舌质暗淡，苔白，脉滑无力。守方加炒酸枣仁15g、火麻仁15g，7剂，日1剂，水煎服。

按：此乃胸痹气阴两虚夹痰热之证，缘由年过半百，气血阴阳亏虚，气虚推动无力，津聚成痰，阴虚炼液为痰，痰郁化热，闭阻心脉而发病。治以益气养阴、清热化痰为法，方选生脉饮合温胆汤加味。方中以生脉饮益气养阴；温胆汤清热化痰、行气和胃；加用丹参、山楂活血逐瘀。介入治疗后患者多出现本虚标实之证，以心气（阳）不足为本，痰瘀为标，治宜标本同治。另外，老年便秘多因津液不足，故不能用泻下之法，应用润下之法，必要时可加麻子仁等药。本案一诊后痰热已除，以气虚夹痰瘀为重，故守方加炒酸枣仁、火麻仁以标本同治。

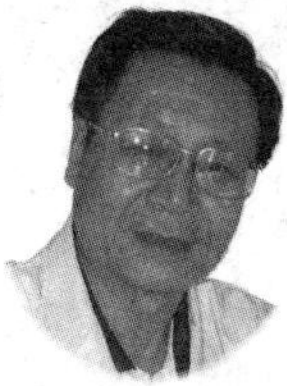

高血压

高血压属中医学“眩晕”范畴。眩晕最早见于《黄帝内经》，对其病因、病变脏腑、病性归属均有记述。《素问·至真要大论》曰：“诸风掉眩，皆属于肝。”揭示了肝肾亏虚，风阳上扰致眩的发病机理。《灵枢·卫气》的“上虚则眩”，《灵枢·口问》之“故上气不足，脑为之不满”，《灵枢·海论》之“髓海不足”，诸上原因引起的眩晕，均属因虚致眩。《黄帝内经》首开因风、因虚致眩的先河，而汉代张仲景更有“心下有痰饮，胸胁支满，目眩”，“诸肢节疼痛，身体魁羸，脚肿如脱，头眩，短气”等关于痰饮、水湿导致眩晕的证治论述，为后世“无痰不作眩”提供了理论基础。

一、病因病机

方显明教授在总结前人论述眩晕病因病机的基础上，结合多年的临床经验认为，眩晕可由风、痰、虚引起，有“无风不作眩”“无虚不作眩”“无痰不作眩”的说法。而高血压引起眩晕的病因病机主要有两方面：“无风不作眩”及“无痰不作眩”。其在临床上擅长运用天麻钩藤饮及半夏白术天麻汤治疗高血压。

1. 无风不作眩

肝为风木之脏，体阴而用阳，其性刚劲，主动主升，故《黄帝内经》说“诸风掉眩，皆属于肝”。阳盛之人，阴阳平衡失其常度，阴亏于下，阳亢于上，则见眩晕；或忧郁、恼怒太过，肝失条达，肝气郁结，气郁化火伤阴，肝阴耗伤，风阳易动，上扰头目，发为眩晕；或肾阴素亏，不能养肝，水不涵木，木少滋荣，阴不维阳，肝阳上亢，肝风内动，发为眩晕。其病机关键在于“肝肾阴阳失衡”。《临证指南医案·眩晕》华岫云按云：“经云诸风掉眩，皆属于肝，头为六阳之首，耳目口鼻皆系清空之窍，所患眩晕者，非外来之邪，乃肝胆之风阳上冒耳。”《类证治裁·眩晕论治》也说：“良由肝胆乃风木之脏，相火内寄，其性主动主升；或由身心过动，或由情志郁勃，或由地气上腾，或由冬藏不密，或由高年肾液已衰，水不涵木，或由病后精神未复，阴不吸阳，以至目昏耳鸣，震眩不定。”进一步指出内风之起，皆由肝之阴阳失调，肝胆上亢所致。其病情多表现为头晕，目眩，头胀或痛，心烦易怒，失眠多梦，口苦，耳鸣，面红，目赤，腰膝酸软，遗精，舌红，脉弦，血压偏高。在治疗上，主张“以肝肾为本，以内风为标，平衡阴阳为期”，常用具有平肝息风、补益肝肾功效的天麻钩藤饮加减变化，获得良好的治疗效果。方中天麻甘平，专入厥阴肝经，功擅平肝息风，“为治风之神药”，善治“风虚眩晕头痛”。钩藤甘凉，既能平肝风，又能清肝热，《本草正义》云其“轻清而凉，能泻火，能定风”；《景岳全书·本草正》云其“专理肝风相火之病”。石决明咸平入肝，重镇潜阳，凉肝除热，《医学衷中参西录》云石决明“为凉肝镇肝之要药。为其能凉肝兼能镇肝，故善治脑中充

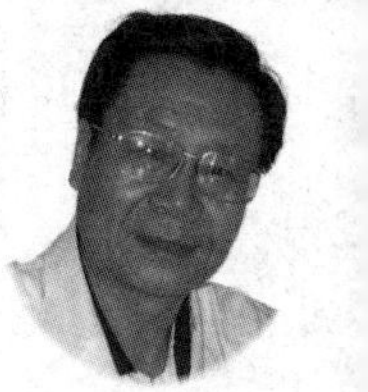

血作疼作眩晕，因此证多系肝气、肝火夹血上冲也”。三药合用，以增平肝息风之力，共为君药。肝热则阳升于上，阳亢又可化火生风，故配栀子、黄芩之苦寒降泄，清热泻火，使肝经火热得以清降而不致上扰，为臣药。益母草行血利水，川牛膝活血并引血下行，二物性皆滑利下行，有利于肝阳平降；杜仲、桑寄生补益肝肾，扶正顾本；夜交藤、朱茯神安神定志，俱为佐药。诸药相伍，共奏平肝息风、清热活血、益肾宁心之效。

2. 无痰不作眩

中医学有“脾为生痰之源”之说，饮食不节，肥甘厚味太过，损伤脾胃，或忧思、劳倦伤脾，以致脾阳不振，健运失职，水湿内停，积聚成痰；或肺气不足，宣降失司，水津不得通调输布，津液留聚而生痰；或肾虚不能化气行水，水泛为痰；或肝气郁结，气郁湿滞而生痰。痰阻经络，清阳不升，浊阴不降，清空之窍失其所养，故头目眩晕。若痰浊中阻更兼内生之风、火作祟，则痰夹风、火，眩晕更甚；若痰湿中阻，更兼内寒，则有眩晕昏仆之虑。正如李东垣《兰室秘藏·头痛》所论：“眼黑头眩，目不能开，如在风云中……即是脾胃气虚，浊痰上逆之眩晕，主以半夏白术天麻汤。”并说：“足太阴痰厥头痛，非半夏不能疗，眼黑头眩，虚风内作，非天麻不能除。”而朱丹溪在《丹溪心法·头眩》中说：“头眩，痰夹气虚并火，治痰为主，夹补气药及降火药。无痰不作眩，痰因火动，又有湿痰者，有火痰者。”临床症状多见眩晕，头重如蒙或倦怠，胸闷恶心，时呕痰涎，少食多寐，舌胖淡，苔白腻或厚，脉滑或弦滑。治宜补脾胃，化痰湿，定虚风，方选李东垣半夏白术天麻汤。方中苍术燥痰湿以强脾；白术健脾以燥湿；人参扶元补气；黄芪补气固中；天麻祛风湿以豁痰；泽泻泻浊阴以祛湿；神曲消食积开胃；麦芽化湿和中；茯苓渗脾湿；半夏燥湿痰；橘红利气和胃；黄柏清湿热；干姜温中气，使气健脾强，则自能为胃行其津液，而痰厥自平，良远温服，俾痰化气行，则胃气融和而清阳上奉，头痛眩晕无不保矣。此温凉并济、补泻兼施之剂，为气虚痰厥头痛眩晕之专方。

总之，高血压属中医学"眩晕"范畴，主要病机为"无风不作眩"及"无痰不作眩"，临床上运用天麻钩藤饮及半夏白术天麻汤治疗具有良好效果。

二、典型病例

病例1：黄某，男，56岁。初诊日期：2008年11月12日。

主诉：头晕1天。

现病史：患者昨天起出现头晕如坐舟车，眼蒙，行走不稳，恶心呕吐，耳鸣，伴有腰酸，两膝乏力，纳少，夜寐差，二便调，舌质暗，苔滑腻微黄，脉弦细数。

辨证：痰湿中阻。

治法：燥湿化痰，镇肝息风。

处方：半夏白术天麻汤加减。

法半夏10g，白术10g，天麻10g，橘皮6g，茯苓15g，钩藤15g，石决明30g，珍珠母30g，白蒺藜15g，车前子

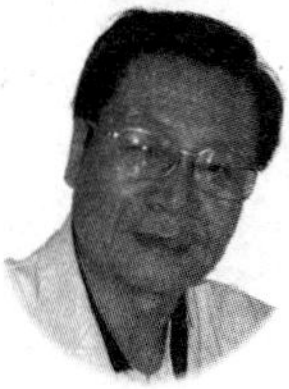

15g（包煎），甘草5g。4剂，日1剂，水煎服。

知柏地黄丸10粒，每日3次。

二诊：药后头晕好转，行走好转，纳食增多，无恶心呕吐，仍有腰酸、两膝乏力，舌质暗，舌中部苔滑，脉弦细。切中病机，症状改善，守方7剂，日1剂，水煎服。

按：此乃眩晕痰湿中阻之证，缘于脾湿生痰，痰阻清阳，加之肝风内动，风痰上扰清空所致。《素问·至真要大论》说："诸风掉眩，皆属于肝。"风性主动，肝风内起，则头眩物摇；复因湿痰上犯，浊阴上逆，故眩晕之甚，自觉天旋地转，遂作呕吐恶逆。朱丹溪提出"无痰不作眩"，倡导治眩先治痰之说，故从治痰入手，治以燥湿化痰、镇肝息风为法，方选半夏白术天麻汤为主方以燥湿化痰、健脾和胃。又"诸风掉眩，皆属于肝"，故用钩藤、石决明、珍珠母、白蒺藜镇肝潜阳息风；车前子则有补肾利水之功，使邪有出路。又患者腰酸、两膝乏力、弦细，乃肾阴不足之候，故用知柏地黄丸补肾以达滋水涵木的目的。

病例2：卢某，女，61岁。初诊日期：2008年11月18日。

主诉：反复头晕3年。

现病史：患者自述近3年来反复出现头晕、头胀、头痛，情绪波动时明显，伴有耳鸣，腰膝酸软，曾于外院诊断为高血压病，服用降压药，血压控制不佳，病情反复。现症见：头晕，头胀，头痛，面部潮红，耳鸣，腰膝酸软，纳寐可，二便调，舌质暗红，苔薄黄，脉弦细。

辨证：肝阳上亢。

治法：平肝息风，补益肝肾。

处方：天麻钩藤饮。

天麻10g，钩藤15g（后下），石决明30g，茯苓15g，黄芩10g，栀子10g，桑寄生15g，杜仲10g，益母草15g，夜交藤15g，牛膝10g。7剂，日1剂，水煎服。

二诊：药后头晕、头胀痛明显减轻，耳鸣改善，纳少，二便调，舌质暗红，苔薄黄，脉弦。守方7剂，日1剂，水煎服。

三诊：药后头晕、头胀痛已除，耳鸣改善，无面部潮红，纳可，二便调，舌质暗红，苔薄黄，脉弦细。自拟“五味降压方”调治。

处方：天麻6g，钩藤15g（后下），石决明30g，牛膝9g，桑寄生12g。7剂，日1剂，水煎服。

按：方师认为，高血压的病机关键在于“肝肾阴阳失衡”，多因素体禀赋亏虚，或老年肾亏，或久病伤肾，或情志所伤，肝失条达，肝气郁结，郁久化火伤阴，导致肝肾阴阳失调，肾阴亏虚，水不涵木，肝阴不足，虚阳上亢，阳化风动，上扰清窍而发病。在治疗上，主张“以肝肾为本，以内风为标，平衡阴阳为期”，擅长用具有平肝息风、补益肝肾功效的天麻钩藤饮加减变化治之，并制定“五味降压方”治疗高血压，获得良好的治疗效果。

本案乃眩晕典型的肝阳上亢之证，缘由患者年过半百，肾阴亏虚，水不涵木，肝阴不足，虚阳上亢，阳化风动，上扰清窍而发。其治疗以补益肝肾为法，方用天麻钩藤饮治之，改善症状及降压效果均显著，并以精简天麻钩藤饮

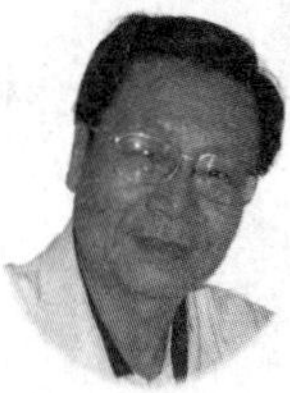

（五味降压方）巩固疗效。中医药在稳定血压及改善高血压症状方面有优势，临床上方师主张中西医结合治疗高血压，值得推广。

病例3：麦某，男，70岁。初诊日期：2009年2月6日。

主诉：反复头晕2年，加重2个月。

现病史：患者自述两年前起反复出现头晕，视物旋转，如坐舟车，眼花，视力减退，头昏沉重，无胸闷，无恶心呕吐。近两个月症状加重，伴有耳鸣，恶心欲吐，夜尿多，纳寐可，大便调，舌红，苔黄厚，右脉弦数，左脉滑数。

既往史：有高血压病5年。

辨证：痰浊中阻。

治法：祛风化痰，平肝息风。

处方：眩晕1号方。

法半夏10g，白术10g，天麻10g，橘皮5g，茯苓15g，枳壳6g，竹茹6g，钩藤15g（后下），石决明18g，珠母30g，白蒺藜15g，甘草5g。7剂，日1剂，水煎服。

二诊：头晕明显减轻，无视物旋转、头昏沉重、耳鸣、恶心欲吐，仍夜尿多，眼花，视力减退，纳寐可，舌红，苔黄，脉弦细。湿浊渐退，肝肾阴虚之象渐现，守方7剂，日1剂，水煎服。另用杞菊地黄丸每次10粒，每日3次。

按：此乃眩晕痰浊中阻之证，病缘于脾湿生痰，痰阻清阳，加之肝风内动，风痰上扰清空所致。风性主动，肝风内起，则头眩物摇；复因湿痰上犯，浊阴上逆，故眩晕之甚，自觉天旋地转，遂作呕吐恶逆。元代朱丹溪提出

“无痰不作眩”，倡导治眩先治痰之说，故从治痰入手，治以祛风化痰、平肝息风为法，方用眩晕1号方。方中以半夏白术天麻汤为主方以燥湿化痰、健脾和胃，又“诸风掉眩，皆属于肝”，故用钩藤、石决明、珍珠母、白蒺藜平肝潜阳息风。眩晕1号方乃方师所创，临床用于梅尼埃病、颈椎病及脑供血不足属痰浊中阻者疗效显著。

病例4：郑某，女，42岁。初诊日期：2009年4月17日。

主诉：反复头晕1个月。

现病史：患者自述近1个月来反复出现头晕，脑后发热感，失眠多梦，性情急躁，无头痛，无胸闷痛，无心悸气促，无恶心呕吐，纳食可，二便调，舌淡红，有齿痕，苔白腻，脉沉细。

辨证：肝风夹痰。

治法：燥湿化痰，平肝息风。

处方：温胆汤加减。

竹茹6g，枳壳6g，法半夏9g，茯苓12g，橘红6g，钩藤15g，川芎5g，防风10g，丹参12g，生牡蛎15g，珍珠母30g，炙甘草5g。6剂，日1剂，水煎服。

二诊：药后头晕、脑后发热感减轻，仍失眠多梦，纳食可，二便调，舌淡红，苔薄白，脉沉细无力。

处方：竹茹6g，枳壳6g，法半夏10g，茯苓15g，橘红6g，钩藤12g，党参15g，天麻10g，珍珠母20g，石决明18g，甘草5g。7剂，日1剂，水煎服。

三诊：药后头晕、脑后发热感已除，失眠多梦改善，

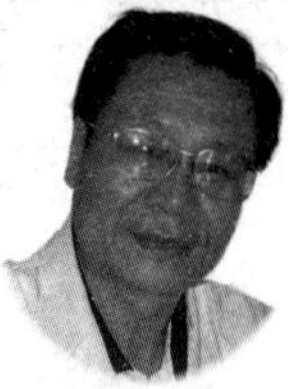

纳食可，二便调，舌淡红，苔薄白，脉沉细无力。守上方加炒酸枣仁 15g，7 剂，日 1 剂，水煎服。

按：此乃眩晕肝风夹痰之证，缘由患者脾失健运，聚湿生痰，痰浊内阻于清窍，肝风夹痰，上扰清窍，则见眩晕。治以燥湿化痰、平肝息风，方选温胆汤加减。方中以温胆汤燥湿化痰；天麻、钩藤、生牡蛎、珍珠母平肝息风，重镇安神；无风不作眩，故用川芎、防风祛风；丹参、炒酸枣仁宁心安神。诸药合用，使痰湿得化，肝风得息，心神得宁，则病自能去。

病例 5：黄某，男，75 岁。初诊日期：2009 年 5 月 6 日。

主诉：反复头晕 3 年，加重 1 周。

现病史：患者自述近 3 年来反复出现头晕、乏力，无胸闷痛，无恶心呕吐，无昏倒抽搐。经治疗后症状仍反复。近 1 周来头晕加重，以晨起明显，下午可缓解，伴行走无力，纳寐可，二便调，舌质红干，苔少，脉沉弦细。

既往史：有高血压病史，有 3 次脑出血及 4 次脑梗死病史。

辨证：肝阳上亢。

治法：滋养肝肾，平肝潜阳。

处方：天麻钩藤饮加减。

天麻 9g，钩藤 15g，石决明 18g，栀子 9g，黄芩 9g，川牛膝 12g，杜仲 12g，益母草 9g，桑寄生 9g，夜交藤 9g，茯苓 9g，石菖蒲 10g。7 剂，日 1 剂，水煎服。

二诊：药后仍头晕，以晨起明显，下午可缓解，行走无力，舌质红干，苔少，脉沉弦细。

处方：枸杞子10g，菊花10g，熟地黄12g，山茱萸10g，牡丹皮6g，山药12g，茯苓15g，泽泻10g，天麻10g，钩藤15g，白蒺藜10g，珍珠母30g。7剂，日1剂，水煎服。

三诊：药后头晕明显减轻，行走无力，舌质红干，苔少，脉沉细。效不更方，守方20余剂。

按：此乃眩晕肝阳上亢之证，缘由患者年老体虚，肾阴不足，肝失所养，以致肝阴不足，阴不制阳，肝阳上亢，发为眩晕，治以滋养肝肾、平肝潜阳为法。此案以肾阴虚为主，故一诊用天麻钩藤饮加减疗效不佳，二诊改用杞菊地黄丸合平肝潜阳之剂奏效。

病例6：肖某，男，86岁，离休。初诊日期：2010年7月14日。

主诉：反复头晕、乏力20年，再发加重3天。

现病史：患者20年前无明显诱因出现头晕、头痛，时感乏力，当时无视物旋转及恶心呕吐，曾被诊断为脑梗死和慢性脑供血不足，后来我院诊治，门诊以眩晕收入院。入院症见：头晕，头痛，伴全身乏力，行走欠平稳，恶心欲吐，纳寐欠佳，二便调，舌暗淡，苔薄白，脉沉细。

辨证：痰瘀痹阻。

治法：燥湿化痰，健脾和胃。

处方：半夏白术天麻汤加减。

半夏10g，白术10g，天麻10g，橘皮10g，茯苓10g，甘草6g，橘红10g，川芎15g，百部10g。7剂，日1剂，水煎服，分2次服。

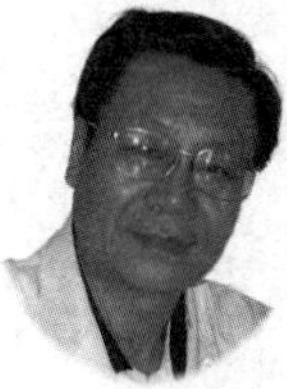

二诊：药后患者头晕减轻不明显，舌脉同前。思考治疗过程，患者方药中化瘀力减弱，故治以健脾化痰、通络开窍为主。

处方：橘皮12g，法半夏12g，茯苓10g，白术10g，天麻10g，石菖蒲10g，郁金10g，桃仁10g，红花10g，地龙8g，炙甘草6g。7剂，日1剂，水煎服，分2次服。

三诊：药后患者头晕较前缓解，仍感乏力，行走欠平稳，舌暗，苔薄白，脉沉细稍弦。药后患者脾得健，痰得化，络得通，阳气上养清窍，故头晕减轻。患者行走仍欠平稳，此为肝肾不足之象，故宜在原方基础上加补肝肾之品。原方加杜仲10g、桑寄生10g、牛膝10g、石决明10g。7剂，日1剂，水煎服，分2次服。

按：人体六阳经上行头面，老年人阳气虚衰，阳气不能上升头面，进而精气不能上充，易患眩晕疾患，加之脏腑虚弱，脾不运化，痰湿阻滞枢纽，升降受损，清阳不升，浊阴不降，也易产生眩晕。此患者平素饮食不洁，脾胃受损，健运失司，水谷不得运化为精微物质，痰湿内生，加之年老，脏腑功能减退，气血运行不畅而生瘀，痰瘀互结，上扰清窍，而发为本病，病位在头，病性属虚实夹杂。在治疗上抓住后天之本，使枢纽得以旋转，清气升，浊阴化，则病祛除。

病例7：卢某，女，79岁，离休。初诊日期：2010年7月21日。

主诉：反复头晕7年，加重两月余。

现病史：患者诉7年前无明显诱因出现头晕，短暂性意识障碍，恶心、呕吐，无头痛，无视物旋转，无耳鸣，无胸闷痛、心慌、肩背放射性痛，无气喘及夜间阵发性呼吸困难，无四肢瘫痪。曾就诊于某部队医院，诊断为椎基底动脉供血不足。经治疗后伴有视物旋转，无头痛、恶心、呕吐。今为求系统治疗，来我院就诊。门诊拟眩晕收入我科。入院症见：头晕，行走及体位转动时症状加重，休息及左侧平卧位时症状缓解，伴有下肢酸痛乏力，无视物旋转及耳鸣，无胸闷、胸痛，无气喘，无恶寒发热，无头痛、恶心、呕吐，无黑蒙及意识障碍，无肢体偏瘫及昏厥，纳寐可，二便调，舌暗淡，苔薄，脉沉滑。

辨证：痰湿中阻。

治法：健脾补气，化痰通络。

处方：半夏白术天麻汤加减。

法半夏12g，石菖蒲15g，天麻10g，山楂20g，荷叶20g，白术12g，竹茹6g，橘皮10g，茯苓25g，芦根10g，肉苁蓉15g，淫羊藿15g，生地黄15g，枳实12g，黄芪20g，穿山甲6g。7剂，日1剂，水煎服。

二诊：药后头晕减轻，行走及体位转动时症状亦减轻，舌脉如前。方以桂枝汤加味。

处方：桂枝15g，白芍15g，生姜15g，红枣12g，甘草8g，葛根12g，肉苁蓉15g，补骨脂15g，桑寄生20g，山楂20g，荷叶10g，黄芪20g，穿山甲6g，石菖蒲15g。7剂，日1剂，水煎服。

三诊：药后患者症状缓解，舌仍暗淡，苔薄，脉沉滑。老年患者阳气已虚，故治宜从长计议，化痰健脾和补肾固

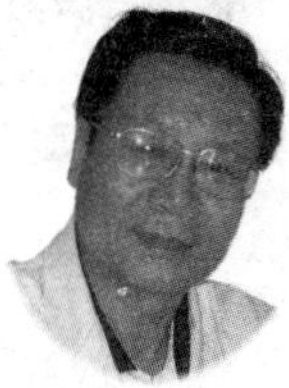

本兼之。

按：眩晕是由于情志失调、饮食内伤、体虚久病、失血劳倦及外伤、手术等病因，引起风、火、痰、瘀上扰清空，或精亏血少，清窍失养，以头晕、眼花为主要临床表现的一类病证，为临床常见病证，多见于中老年人。汉代张仲景认为痰饮是眩晕发病的原因之一，为后世“无痰不作眩”的论述提供了理论基础，并且用泽泻汤及小半夏加茯苓汤治疗。徐春甫《古今医统大全·眩晕宜审三虚》认为：“肥人眩运，气虚有痰；瘦人眩运，血虚有火；伤寒吐下后，必是阳虚。”龚廷贤《寿世保元》集前贤之大成，对眩晕的病因、脉象都有详细论述，并分证论治眩晕，如半夏白术汤证（痰涎致眩）、补中益气汤证（劳役致眩）、清离滋坎汤证（虚火致眩）、十全大补汤证（气血两虚致眩）等。老年人责之在虚在痰，尤以肥胖者更甚。该患者年老体丰，参以舌脉，考虑治以健脾补气、化痰通络，收到较好效果。

病例 8：郑某，男，52 岁。初诊日期：2010 年 6 月 4 日。

主诉：头晕伴双下肢浮肿两月余。

现病史：患者自述两个多月前无明显诱因突然出现头晕，无头痛，无视物旋转，无肢体偏身感觉障碍及黑蒙，双下肢浮肿，感乏力，无气喘及恶寒发热，无胸闷，未进行治疗。现为求系统治疗，遂到我院就诊，门诊以眩晕收入院。入院症见：时有头晕，无头痛，无视物旋转，双下肢浮肿，感乏力，行走尚平稳，无端坐呼吸，无夜间阵发性呼吸困难，无恶寒发热，无恶心呕吐，无胸闷心悸，无肢体麻木，纳寐可，二便调，舌暗淡，苔薄白，脉沉细。

辨证：痰浊上蒙。

治法：燥湿化痰，健脾和胃。

处方：半夏白术天麻汤加减。

法半夏 12g，桂枝 12g，苍术 12g，橘皮 10g，薏苡仁 20g，瓜蒌壳 10g，竹茹 6g，薤白 10g，茯苓 20g，牛膝 15g，枳实 10g，生姜 10g，党参 25g。7 剂，日 1 剂，水煎服。

二诊：患者药后头晕减轻，双下肢水肿也减轻，舌脉如前。原方减瓜蒌壳、薤白、党参、枳实，加石菖蒲 15g、牛膝 20g、山楂 20g、荷叶 10g、金樱子 25g、芡实 25g，7 剂，日 1 剂，水煎服。

三诊：药后患者头晕消失，双下肢水肿消失，临床治愈出院。

按：眩即眼花，晕是头晕，二者常同时并见，故统称为“眩晕”。其轻者闭目可止，重者如坐车船，旋转不定，不能站立，或伴有恶心、呕吐、汗出、面色苍白等症状。本病可反复发作，妨碍正常工作及生活。本案为中年患者，公事烦劳，加之饮食不节，阳气受损，痰浊内生，清气不升，浊阴不降，而致眩晕发作。其治疗又和老年患者有所不同，应以化痰通阳为主，兼以健脾补肾。

慢性心力衰竭

慢性心力衰竭是各种严重心脏病的“共同终末之路”，

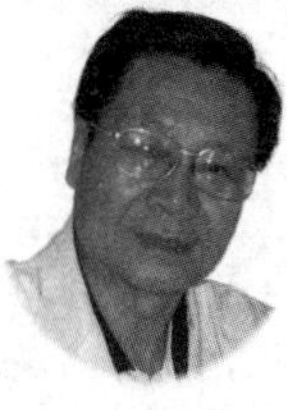

5 年的生存率与恶性肿瘤相仿。流行病学资料表明，随着急性心脏事件死亡率的下降和社会人口的老龄化，心力衰竭发病率在逐年增加。尽管在治疗心衰方面有了较大的进步，但病死率仍然很高，具有长期生存可能性的心力衰竭治疗方法仍在探索中。中医药治疗慢性心力衰竭疗效确切，极少发生毒副作用。随着临床、实验研究的不断深入，中医药在增强疗效、改善症状、提高生存质量、避免不良反应等方面显示了特色优势。

方显明教授经过多年临证探索认为，慢性心力衰竭属中医学“喘证”“痰饮”“心悸”“水肿”范畴。喘、咳、悸、肿是慢性心力衰竭的四大证候，也是心衰不同阶段的临床表现。本病多由脏气亏损，气血、津液运行不畅，痰浊、瘀血、水湿停聚，阻滞心脉，抑遏心阳而成。其病性总属本虚标实、阴盛阳衰，标实以痰、瘀、水互结为患，本虚以心脏阳气虚衰为本，五脏虚损为要。痰浊、瘀血、水湿均为阴邪，阴凝之邪权当温化，故治疗宜标本兼顾，以温通为要，佐以逐瘀通脉、化痰利水。对本病的治疗，方师研制出安心颗粒（人参、水蛭、茯苓、桂枝、瓜蒌壳）用于治疗慢性心力衰竭，取得满意疗效。

一、病因病机

1. 以心脏阳气虚衰为本

中医学之“心”，早在《黄帝内经》中就已经认识到了其在人体中的首要地位，如“心者，君主之官，神明出焉”。“心者，五脏六腑之大主也，精神之所舍也”。“主不明则十二官危，使道闭塞而不通，形乃大伤”。由此可见，各脏腑的功能活动依赖于心之统领和调节作用。心主血脉的功能与血液生成及血液运行相关。中焦之汁化赤为血，必须通过血脉运载，并且能推动血液运行。血液的运行有赖于心和脉的相互合作，起主导作用的是心气的推动，即“血随气行，气行则行，气止则止，气温则滑，气寒则凝”。心气充沛，才能维持正常的心力、心率和心律，才能保证心血的正常搏出，使血液在脉管中正常运行，周流不息，营养全身，内至五脏六腑，外达四肢百骸。正如《仁斋直指方》所谓“人以气为主，一息不运，则机缄穷；一毫不续，则穷壤判……血脉流行者亦气也……盛则盈，衰则虚”，心气是心脏功能活动的原动力。五脏中，心为阳脏而主阳气，以阳为用，心气、心阳在心的生理功能中起着重要的作用。在病理情况下，一方面由于久居潮湿之地，风、寒、湿气内侵，留着不去，损伤脉络，则血瘀内阻，阻遏心阳，鼓动乏力，以致心气亏虚，心脉痹阻而发病；或外感风热疫毒之邪，内陷心包，损及心体，以致心阴耗伤，心气衰竭而发为心衰。另一方面，由于心悸、心痛、心痹或其他心脏疾患及他脏疾病传变累及心脏，始时病轻，年盛不觉，或既觉之后未得有效治疗，疾病迁延，日久病深，心体受损，心气衰弱，气不行血，血不利则为水，水瘀互结，损及心阳，气血衰败而发展成心衰之病。此外，饮食不节、过度劳倦、五志过极、复感外邪等可进一步耗伤心气，导致心衰发作或加重。

慢性心力衰竭的病机必然与“心气”“心阳”相关。对

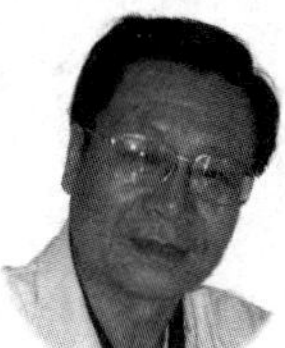

于心力衰竭病机的论述最早见于《黄帝内经》，“味过于咸，大骨气劳，短肌，心气抑”；“是故多食咸，则脉凝泣而色变”；“味过于甘，心气喘满”；“劳则喘息汗出，外内皆越，故气耗矣”。这些描述除指出了心力衰竭的病因以外，还提示心力衰竭的病机为心气虚。《金匮要略》云：“心气不足，吐血衄血。”亦云：“凡食少饮多，水停心下，甚者则悸，微者短气。”《圣济总录》云：“虚劳惊悸者，心气不足，心下有停水也。”均明确指出心气虚为心力衰竭的动因。《黄帝内经》的“手少阴气绝则脉不通，脉不通则血不流”明确指出心气虚导致血流瘀滞。《金匮要略》则开创性地提出了“血不利则为水”的论点，《血证论》在此基础上进一步指出“血积既久，其水乃成”，“瘀血化水，亦发水肿，是血病而兼也”。由此可见，心气虚导致血瘀，血瘀又进而引起水停心下，从而引发了喘咳、水肿、心悸等一系列证候。因此，心气虚是心力衰竭的病理基础。

心主血脉，血液在脉管内运行，赖心气之推动，而心气又有赖心阳的温煦激发，心阳旺盛则心气充沛，心气充沛则运血正常，反过来也有助于心阳的激发。心气虚日久，累及于阳，势必使机体出现一系列的阳虚证候。正如《血证论》所云：“水病累血，血病累气。”水停致血瘀加重，血瘀使心气愈虚，如此形成恶性循环。另一方面，瘀血、水饮均为阴邪，易伤阳气；心气虚日久，必致心阳亦虚。明代刘纯在《伤寒治例》中曾说：“气虚停饮，阳气内弱，心下空虚，正气内动而悸也。”李用粹则云：“有阳气内虚，心下空豁，状若惊悸。”明确阐述了阳虚是心力衰竭病机中不可或缺的因素。随着病情的发展，心阳虚的证候日渐显著，到心衰的终末期则以阳虚为突出表现，最终表现为阳气厥脱之危象。由此可见，心阳虚是心气虚之进，心阳虚是在心力衰竭气虚基础上的进一步发展。

心气不足、心阳虚衰在不同的病理阶段，体现了心衰病变程度的不同，即气虚乃阳虚之渐，阳虚为气虚之甚。

2. *以五脏虚损为要*

《十四经发挥》云："五脏皆通于心，而心通于五脏也。"说明心与他脏密切相关。心衰由于心脏自病或他脏病变累及于心，由心脏之虚引起五脏之虚损，五脏之虚又进一步加重心脏之虚损，从而形成恶性循环。因此，在心衰发生发展过程中，无不与肺、脾、肾、肝密切关联，相互影响，故"五脏皆心衰，非独心也"。

（1）心脾同病：心属火为母，脾属土为子，脾之运化有赖心火之温煦；脾主运化，为气血生化之源、后天之本，心之主血脉、藏神等功能有赖脾之运化滋养。若饮食劳倦，脾胃乃伤，运化失职，一方面气血生化不足，或气不统血，失血过多，均致心失所养，心神不宁，而发心衰，出现气短神疲、心悸、怔忡等症；另一方面，脾土虚弱，水谷不能化气，反而化水，水湿内生，成痰成饮，上凌心肺，遏伤心阳，痹阻心脉，气虚血瘀，发为心衰。因此，脾之功能失司，必然会诱发和加重心力衰竭的发生，此乃"子盗母气"之理。心脾乃母子关系，母病及子，火不生土，心病可使脾阳不振，健运失职，气虚运血无力，瘀于肝，结于胁下。临床上慢性心力衰竭的患者，由于气血瘀滞，血

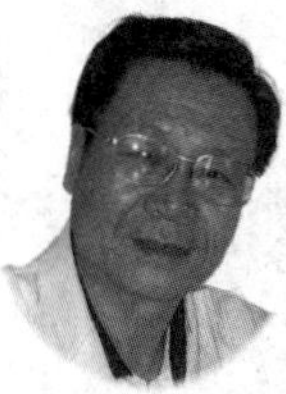

脉不畅，水液运行障碍，致使脾失健运，水液输布失调，气机升降紊乱，土不制水，水湿泛滥，化饮生痰，聚湿为患，中州壅滞，出现身肿腹胀、纳呆便溏等症。

（2）心肺同病：心肺同居上焦，肺主气，心主血；肺主治节而朝百脉，血脉运行有赖于宗气而畅通；心为君主，肺为相傅。久患心病必将损肺，久患肺病亦损及心。心气衰则肺气衰，宗气衰则心气微。心气靠宗气来供养，宗气不行，则心气无源；肺不朝百脉，则心气不通，心脉不畅，心衰就难以缓解；肺失宣发，不能通调水道，使水液内停，则心脉不畅，心脏受损。水气上犯于肺，则咳嗽气喘；肺失治节之功，不能通调水道，则水津内蓄上焦，停留于肺则生肺水，水气内结，血行不畅为瘀，水瘀互结，则呼气不得出、吸气不得入，浊气内积，致使心失清气之养，病邪内陷于心，则心气内闭而成心衰。

临床上，慢性心力衰竭最突出的特点之一就是心肺同病。慢性阻塞性肺病→肺心病→右心衰竭是病起于肺累及于心。而冠心病→左心衰→肺淤血→肺水肿是病起于心累及于肺。顽固性心力衰竭多因心血不畅，气滞血瘀，痰饮水湿壅积于肺，使心肺气机难复，而致口唇发绀、心悸、气短、乏力。

（3）心肾同病：心肾同属少阴，心为生之本、五脏六腑之大主；肾为先天之本，寓真阴真阳，为一身阴阳之根，五脏之阴非此不能滋，五脏之阳非此不能发。且肾为水脏，主气化，司开阖，在机体水液代谢中起关键作用。心肾水火二脏必须交通互济，阴阳平衡。心阳大衰，损及真阳命门，以致肾不主水，水气泛滥，水气凌心，水寒射肺，出现口鼻青紫、四肢厥冷、脉象细微、舌质青紫，甚至胸水（悬饮）、腹水、颜面下肢水肿、咳喘不足以息等一派阴霾之象。心衰心气不足，心阳虚衰，不能下煦肾阳，日久肾阳亦亏，气化不行，水道不利，水液代谢之浊物不能排出，潴留于体腔，泛溢于肌肤，从而出现水肿。反之，久患肾病，肾精匮乏，命门火衰，精亏不能生血以上奉于心，火衰则气化不利而水饮内停，心体失养，水气凌心，也可导致心衰。

（4）心肝同病：心肝皆关系血液之运行，肝藏血，心主行之，人动则血运行于诸经，人静则血归于肝脏；肝又主疏泄，调畅情志。若情志失常或肝气虚损，肝气失于调畅，气血不畅，必影响心气行血，导致血运不畅，瘀血阻滞，加重心力衰竭。心力衰竭时，心主血脉之功能失职，血不运于诸经，而瘀于肝脏，导致血瘀、水饮、痰浊停滞，临床则见脉络怒张、胁腹胀痛、胁下积块、唇舌青紫瘀暗等症。

3. *以痰、瘀、水互结为标*

痰浊、瘀血、水湿等内生邪实与心脏气血阴阳的虚损互为因果，主导着整个心力衰竭病程的发展、演变和转归。痰浊、瘀血、水湿停聚不化，闭阻心脉，又可抑遏心气，使心阳日衰，形成恶性循环，故为沉痼之疾。

（1）血瘀、痰浊是慢性心力衰竭的重要病理环节：气为血之帅，气行则血行，心肺气虚，帅血无力，而致心脉瘀阻，从而出现颈脉怒张、唇舌青紫、指甲青灰、胁下癥

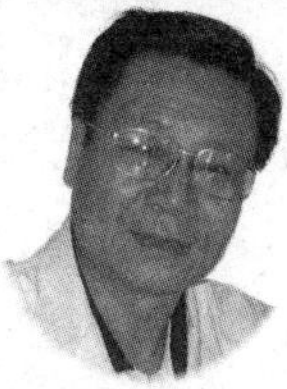

积等血瘀之象。因此，《读医随笔》提出“气虚不足以推血，则血必有瘀”之气虚致瘀观点。心气虚日久，累及心阳，心阳受损，寒自内生，是心力衰竭致瘀的又一成因。《素问·调经论》云：“血气者，喜温而恶寒，寒则泣不能流。”阳虚生寒，血为之凝着，脉为之不通，进而导致脏腑产生一系列的病理改变。瘀血在心，则心悸、憋气、心痛；瘀血在肝，则胁痛癥瘕；瘀血在脾胃，则腹胀纳呆、呕恶；瘀血在肺，则水结气少、喘咳不卧。同时血瘀的存在，也使五脏六腑为之受累，致诸脏失养，气化不通，咳喘、水肿等症因此而生。

心阳为君火，下潜入肾则心肾相交，水火既济，肾阳充盛，气化蒸腾有力，开阖有序，水液出入平衡。因而，心对肺、脾、肾三脏的功能起重要的协同作用。若心气不足，心阳不振，上不能助肺金，下不能暖肾水，中不能温脾土，则肺宣肃无权，水道不通，脾运化失职，水湿内停，肾主水无力，则出入失衡，致水湿内聚而成痰浊。心气不足，无力推动血液正常运行，血行不利，瘀阻脉中，堵塞津液入络化血的道路，导致津液停滞成痰。由此可见，心气（阳）虚、血瘀水停都是生痰的根源。

（2）水湿内停是慢性心力衰竭的必然结果：由于心气虚日久，损及于阳，心阳不足，不能下助肾火，使肾阳虚亏，气不化津，津失敷布；肺气虚衰，通调失职而水失布散；脾虚失运，水湿内停而致水湿停聚，上泛凌心肺，则心悸、喘咳，泛溢肌肤，则为水肿。同时，瘀血也是水饮内停的重要致病因素，血脉瘀阻则肺、脾、肾功能失常而致水停，又使血脉内外之津血转化障碍，“血不利则为水”。因此，水湿内停是慢性心力衰竭的必然结果。

二、辨治经验

方师认为，慢性心力衰竭多由脏气亏损，气血、津液运行不畅，痰浊、瘀血、水湿停聚，阻滞心脉，抑遏心阳而成。其病性总属本虚标实，阴盛阳衰，标实以痰、瘀、水互结为患，本虚以心脏阳气虚衰为本，五脏虚损为要。痰浊、瘀血、水湿均为阴邪，阴凝之邪，权当温化，故治疗宜标本兼顾，以温通为要，佐以逐瘀通脉、化痰利水，并研制安心颗粒用于治疗本病，取得满意疗效。

三、安心颗粒配方要义分析

1. 安心颗粒组成

人参6g，水蛭6g，茯苓15g，桂枝10g，瓜蒌壳12g。

2. 安心颗粒方义分析

安心颗粒由人参、桂枝、瓜蒌壳、水蛭、茯苓组成。人参味甘微苦，性微温，能大补元气、补五脏、安神益心，为君药。《神农本草经》曰：“（人参）主补五脏，安精神，止惊悸，除邪气，明目，开心益智。”《本草经疏》记载：“人参能回阳气于垂绝，却虚邪于俄顷。其主治也，则补五脏，盖脏虽有五，以言乎生气之流通则一也，益真气，则五脏皆补矣。”《本草经读》曰：“主补五脏，以五脏属阴也，精神不安，惊悸不止……心智不足，皆阴虚为阳亢所扰也。今脏得甘寒之助，则有安之、定之……益之之效矣。”现代

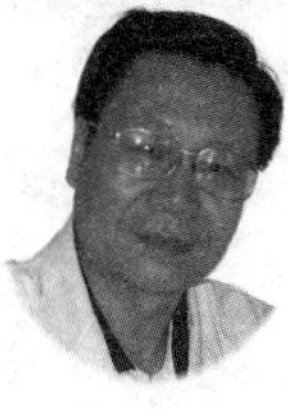

药理研究证实，人参含有多种人参皂苷，能增加心肌收缩力，减慢心率，增加心输出量和冠脉血流量，降低心肌耗氧量，改善心肌能量代谢，促进衰竭心肌DNA和蛋白质的合成，增加心肌能源储备，且有清除氧自由基、抑制脂质过氧化、保护心肌作用。

桂枝味辛甘，性温。《本草备要》曰："温经通脉，发汗解肌。"《本草再新》曰："温中行血，健脾燥胃，消肿利湿。"《本经疏证》记载："其用之道有六：曰和营、曰通阳、曰利水、曰下气、曰行瘀、曰补中。"现代研究表明，桂枝含挥发油，具有强心、利尿作用。因此，方中以桂枝温经通脉、通阳化气，辅人参以振奋心阳、通阳化气，为臣药。

瓜蒌壳味甘微苦，性寒，归肺、胃、大肠经。《本草纲目》曰："清热化痰，宽胸散结。"《饮片新参》曰："宽胸痹，化痰热，生津润肺。"现代药理研究证实，瓜蒌壳能显著增加心肌的超氧化物歧化酶活性，减少丙二醛的含量，有助于心衰患者的心室收缩功能。因此，方中以瓜蒌壳利气化痰，配桂枝以通阳泄浊、宽胸散结。

水蛭味咸苦，性平，有毒，归肝、膀胱经，有破血逐瘀之功。《神农本草经》曰："主逐恶血、瘀血，月闭，破血瘕积聚，无子，利水道。"《本草经疏》曰："水蛭……咸入血走血，苦泄结，咸苦并行，故治妇人恶血、瘀血、月闭、破血瘕积聚，因而无子者。血蓄膀胱，则水道不通，血散而膀胱得气化之职，水道不求其利而自利矣。"《本草汇言》曰："水蛭，逐恶血、瘀血之药也。"现代药理研究表明，水蛭能增加心肌营养性血流量，对组织缺血、缺氧有一定保护作用。因此，方中以水蛭破血逐瘀、通经散结，配桂枝以通阳行瘀、温经散结，与瓜蒌壳同为佐药。

茯苓味甘淡，性平，归心、脾、肺、肾经。《神农本草经》曰："主胸胁逆气，忧恚惊邪恐悸，心下结痛，寒热，烦满，咳逆，口焦舌干，利小便。"《本草衍义》曰："茯苓、茯神，行水之功多，益心脾不可阙也。"《本草正》谓："能利窍祛湿，导浊生津，祛湿则逐水燥脾，补中健胃；祛惊痫，厚肠脏，治痰之本。"《本草经集注》记载："人参、茯苓为使。"现代药理研究表明，茯苓具有利尿、镇静、降血糖等作用，其乙醇提取物能使心肌收缩力加强。因此，方中以茯苓渗湿利水、益脾和胃、宁心安神，配人参以益气安神，配桂枝以通阳利水，为使药。

诸药相伍，具有补气通阳、逐瘀通脉、化痰利水之功。俾阳气旺则心神自宁，痰瘀散则血脉自通，水湿利则痰浊自消，心脉受益，自能安然无恙。因此，宗《神农本草经》之意，以功效加剂型命名，取名安心颗粒。

四、慢性心力衰竭中医康复治疗

未病先防、已病防变、病瘥防复是中医"治未病"预防医学思想构建的三大体系，其中病瘥防复是指疾病后期或疾病初愈的中医药康复治疗。慢性心力衰竭是各种心脏疾病导致心功能不全的复杂的临床综合征，也是各种心脏疾病终末阶段的临床表现。该病患病率较高，生存质量低，存活期较短。在中医学理论指导下，采用各种中医药特有的康复方法及其他有用的措施辨证综合康复治疗，可提高

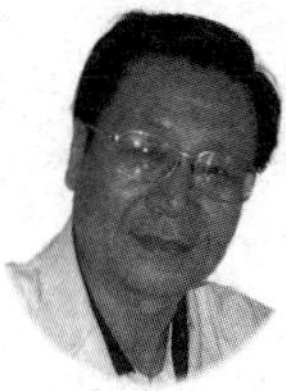

慢性心力衰竭患者的生存质量、生存率，降低重复住院率。在康复过程中主张采用《素问·异法方宜论》提倡的“圣人杂合以治，各得其所宜，故治所以异而病皆愈”，针对不同的病因、病位的深浅、疾病的不同阶段等情况，选用诸多疗法，有条不紊地进行综合治理，制订合理而有效的康复方案，发挥良好的综合效应，方能“各得其所宜”，使机体逐渐康复。

五、典型病例

病例1：周某，男，64岁。初诊日期：2009年7月4日。

主诉：反复气喘2年。

现病史：患者自述近两年来反复出现气喘。现症见：气喘，气短，乏力，动则加重，汗多，动则明显，大便2～3日1行，夜寐欠佳，舌质暗淡，苔白润，脉沉结。

辨证：心阳不振夹痰瘀。

治法：益气通阳，化痰逐瘀。

处方：安心颗粒煎剂，7剂，日1剂，水煎服。

二诊：药后浮肿渐消，气喘有所减轻。药证合拍，守方7剂，日1剂，水煎服。

三诊：药后诸症均明显减轻，舌质暗淡，苔白润，脉沉结。守方7剂，日1剂，水煎服。

谨守病机，服药共30余剂，症状完全消失。

按：此乃由于脏气不足，气化失调，津血营运不畅，以致津液凝聚成痰，血液涩滞成瘀，痰瘀闭阻，心脉不通。治疗当审证求因、标本并治、通补并筹、痰瘀同治。本虚当补气通阳，从《金匮要略》通阳法，以复脏腑气化之功能；而标实当化痰逐瘀，以祛络脉之邪，通络脉之滞，使邪去而正安。安心颗粒补气通阳、逐瘀通脉、化痰利水，药证相符，终获显效。

病例2：周某，女，43岁。初诊日期：2009年5月5日。

主诉：反复心悸20余年，加重1周。

现病史：患者自述20年前起反复出现心悸、气喘、胸闷，活动时明显，休息可缓解，曾于外院诊断为风湿性心脏病，虽经治疗，但病情反复。近1周来心悸、气喘、胸闷加重，汗出烦躁，有发热感，夜间明显，面色萎黄无华，纳寐差，尿少，舌胖淡，苔白，脉沉结。

辨证：心阳不振。

治法：温补心阳，安神定悸。

处方：桂枝甘草龙牡汤加味。

桂枝10g，太子参30g，麦冬10g，炙甘草12g，生龙骨15g，生牡蛎20g，五味子10g，浮小麦15g，泽兰10g，红枣6g。7剂，日1剂，水煎服。

二诊：药后心悸、气喘、胸闷缓解，汗出烦躁减轻，面色萎黄无华，纳寐差，尿少，舌胖淡，苔白，脉沉结。切中病机，守方7剂，日1剂，水煎服。

三诊：药后心悸、气喘、胸闷消失，汗出烦躁已除，面色萎黄无华，纳寐差，舌胖淡，苔白，脉沉结。守方7剂，日1剂，水煎服。

按：此乃心阳不振之证，缘由患者感受风、寒、湿合而为痹，痹证日久，内舍于心，损伤心阳，心阳虚衰，坐

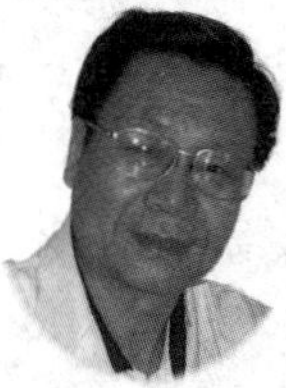

镇无权，水气上冲，则见心悸、胸痛、气喘等。《伤寒论》说“发汗过多，其人叉手自冒心，心下悸，欲得按者，桂枝甘草汤主之”，故治以温补心阳、安神定悸为法，方用桂枝甘草龙牡汤加味。方中以桂枝甘草龙牡汤补益心阳、潜镇安神；太子参、麦冬、五味子益气养阴，取生脉饮之意；浮小麦收敛心之液，泽兰活血利水。

病毒性心肌炎

病毒性心肌炎是一种与病毒感染有关的局限性或弥漫性炎症性心肌疾病，是最常见的感染性心肌病。病毒性心肌炎在各年龄组均可发生，但以儿童和40岁以下的成人居多，男性多于女性。病毒感染有明显的季节特点，流感病毒感染多发生在冬季，肠道病毒感染多发生在夏秋季，且夏秋季发病率较高。病毒性心肌炎的确切发病机制尚不十分清楚，目前认为与病毒感染和自身免疫反应有关。西医学尚无特效治疗方法，多以对症支持治疗为主，而中医药治疗病毒性心肌炎有独特的优势和良好疗效。

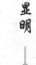

一、辨治经验

方显明教授认为，本病属于中医学“风温”范畴，其病因病机为正气不足，温热毒邪入侵，正邪交争，正不胜邪，邪毒入里，蕴藉于心，心阴受损，属本虚标实之证，心脏虚损为本，温热邪毒阻滞为标，气阴两虚贯穿于本病始末，尤以恢复期、后遗症期明显。治疗上分期辨证论治：

一期是邪毒亢盛期。此期多见于病毒性心肌炎的发病初期，每因正气不足，邪毒由鼻咽或卫表而入，肺卫不宣，邪毒不解，致肺经郁热，累及于心，消灼心阴，耗伤心气而发，属于邪毒亢盛，正气尚存之症。症见咽红肿痛，发热汗出，心悸气短，胸脘痞闷，或腹泻，倦怠乏力，舌质红，苔薄黄或腻，脉浮数或结代，治以疏表解毒为主，辅以清心养阴，以银翘散为主方，加用太子参、玄参、麦冬、生地黄等益气养阴之药。邪毒犯心是本病的关键，故初期治疗以祛邪为主，解毒祛邪一定要彻底，务在“先安未邪受之地”，不应因肺卫表证的消除而过早弃用解毒之剂，务求彻底清除隐患，以免温热毒邪留恋心肺，使病情反复。

二期是邪毒正损期。此期相当于西医学的恢复期，多因风热邪毒耗气伤阴，心气亏虚则鼓动无力；阴血亏虚则血脉不充，心失所养，乃正气损伤、余邪未尽之证。症见心悸气短，胸闷，心烦口干，倦怠乏力，汗出，舌质红，苔少，脉细数无力。治以益气养阴为主，辅以清解余热而善其候，以生脉散合沙参麦冬汤加减。

三期是正气亏损期。此期相当于西医学的后遗症期，乃余邪已除，正气亏损。症见心悸、气短，胸闷，畏寒，多梦，舌淡或胖，脉细或结代，若偏心阳不足，则见面色苍白，形寒肢冷，或见下肢水肿，脉沉弱无力；或偏心阴不足，则见手足心热，舌红，少苔，脉细数。治宜益气养阴、宁心安神，方用炙甘草汤加减或生脉散加味。对本病少数病情危重患者的治疗，应本着急则治其标的原则，采

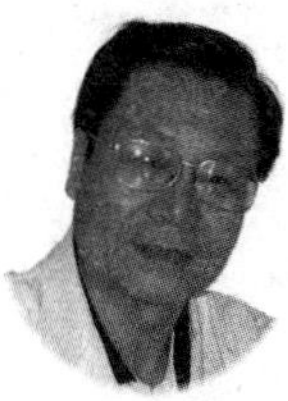

取中西医结合治疗。如出现心衰者，乃属心阳虚衰，治宜益气温阳复脉，可用生脉散合真武汤加减；如出现心源性休克，乃属心阳虚衰，气滞血瘀，治宜补气通阳、行瘀复脉，方用参附汤加味。

方显明教授同时又指出，本病当以养阴为主，治疗时要时刻顾护阴血津液。本病初期为邪毒犯心，既有心体受损，灼津伤液，又有邪毒犯营卫之象，故在清热解毒的同时，要时刻顾护心之阴血，清热解毒也是护阴，只要治疗及时，邪去正安，正损易复。如若清热解毒不力，邪毒壅盛，化热伤阴，津液大伤，阴损及阳，迅即可出现心阳衰微之危证。在临床实践中我们发现，本病偏阴血虚者居多，故在治疗方面，只有时刻顾护阴液才能促进治愈。

二、病后调护

1. 本病在治疗期间应谨防感冒，以免复感外邪，使病情反复或加重。

2. 病情较重者，应注意休息，禁忌劳累。

3. 本病病程较长，易反复，要求患者要树立信心，配合治疗，坚持服药。

4. 饮食宜清淡，多饮水及果汁，少食腥、辣、油腻之品。

三、典型病例

华某，男，31 岁。初诊日期：2010 年 2 月 26 日。

主诉：心悸 3 月余。

现病史：患者 3 个月前患病毒性心肌炎（暴发性、心源性休克），曾于当地医院住院治疗。为求中医治疗，来我院就诊。现症见：心悸乏力，胸闷，活动时明显，气喘，纳寐可，二便调，舌淡红，苔薄白，脉浮弦细数，沉取无力。

辨证：气阴两虚。

治法：益气养阴，宁心安神。

处方：生脉散加味。

太子参20g，麦冬10g，五味子10g，茯苓15g，生地黄30g，丹参10g，玄参10g，酸枣仁15g，柏子仁15g，远志6g，灯心草1g，炙甘草6g。7剂，日1剂，水煎服。

二诊：心悸、胸闷减轻，活动时仍乏力、气喘、汗出，纳寐可，二便调，舌淡红，苔薄白，脉细数无力。效不更方，守方7剂，日1剂，水煎服。

三诊：药后无胸闷、心悸，活动时仍乏力、气短、汗出，纳寐可，二便调，舌淡红，苔薄白，脉细数无力。

处方：太子参25g，麦冬10g，五味子10g，茯苓15g，生地黄15g，玉竹15g，黄精15g，砂仁6g，丹参15g，炙甘草6g，红枣10g。7剂，日1剂，水煎服。

按：本例患者属正气亏损期，治宜益气养阴、宁心安神，方用生脉散加味，药证相符，药到病除。

心　悸

心悸是因外感或内伤，致气血阴阳亏虚，心失所养；

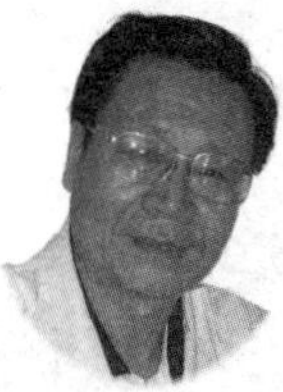

或痰饮、瘀血阻滞，心脉不畅，引起以心中急剧跳动，惊慌不安，甚则不能自主为主要临床表现的一种病证，包括惊悸和怔忡。惊悸因惊恐、恼怒所诱发，病轻浅，时作时止，不发如常人，而怔忡则不因惊扰而自觉心悸不安，终日悸动不止，稍劳尤甚，病情较重。心悸可单独出现，也可伴见于多种疾病的发生发展过程中，如胸痹、眩晕、失眠、喘证、水肿等。方显明教授认为，阴血乃心脏的物质基础，治心当以养阴为主，阴中求阳。他在吸取前人经验的基础上，临床治疗心悸以补阴血为主，辅以益气兴阳，以炙甘草汤增损辨治，临证效果较佳。

一、病因病机

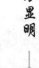

《黄帝内经》虽无心悸或惊悸、怔忡之病名，但有类似症状记载。《素问·举痛论》云："惊则心无所倚，神无所归，虑无所定，故气乱矣。"并认为其病因有宗气外泄、心脉不通、突受惊恐、复感外邪等，并对心悸脉象的变化有深刻认识。《素问·三部九候论》云："参伍不调者病。"最早记载了脉律不齐是疾病的表现。《素问·平人气象论》云："脉绝不至曰死，乍疏乍数曰死。"最早认识到心悸严重脉律失常与疾病预后的关系。汉代张仲景在《金匮要略》《伤寒论》中提出了惊悸、心下悸、心动悸的病名，认为病因有惊扰、水饮、虚损和汗后受邪，脉象有结、代、促的区别，提出以小建中汤和炙甘草汤治疗，并沿用至今。《济生方》率先提出怔忡病名，对惊悸、怔忡的病因病机、变证、治法做了较为详细的记述。孙思邈《千金要方》提出因虚致心悸的认识，拟方定志丸。《丹溪心法》提出心悸当“责之虚与痰”的理论。《医学正传》对惊悸、怔忡的区别与联系有详尽的描述。《景岳全书》认为怔忡由阴虚劳损所致，且“虚微动亦微，虚甚动亦甚”，在治疗与护理上主张“速宜节欲节劳，切戒酒色”；“速宜养气养精，滋培根本”。王清任《医林改错》补充了“瘀血”致心悸。唐容川《血证论》提出“血虚”所致。综合历代医家所述，心悸可因体质素虚、情志内伤、外邪侵袭致气血阴阳亏虚，心气不足，心脉失养，或痰饮内停，血脉瘀阻，故多采用补益气血、滋阴、温阳、活血化瘀、化痰涤饮等方法拟方用药，辨证治疗。

二、辨治经验

方显明教授认为，心悸患者多以老年人居多，脏腑功能存在不同程度的退行性改变，心肌的兴奋性、传导性等生理功能发生了改变，动脉粥样硬化致心肌缺血、缺氧、变性、纤维化，甚则发生心脏形态的改变，瓣膜钙化，开闭失调，血液流变学发生异常。基于这一特点，老年人的心悸以虚证居多，或虚中夹实。气为血帅，血为气母，全身血脉的运行有赖于心气的推动，而心脏自身的濡养和心气的生成有赖于阴血的充沛，气虚推行血脉无力，则血瘀，阴血虚可累及气虚，气血不足，心失所养而发心悸。本病临床上多为虚多实少之候，故治疗上方师以养心安神为主，偏于阴虚则以滋阴血、安心神为主；偏于阳虚则以温运阳气、养心安神为主；至于兼痰、兼瘀、兼热者，则当佐以

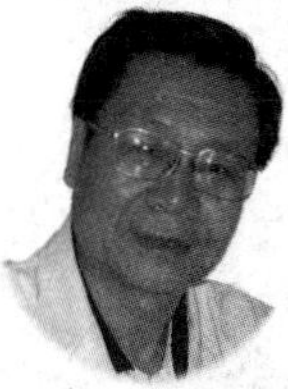

化痰、活血、清热之品。在临证中紧扣心主血脉的生理功能，在辨证论治的基础上尤其重视补血养阴，辅以益气兴阳，阴中求阳，以达到气血阴阳平衡的目的。方师用药善于灵活应用炙甘草汤加减及天王补心丹加减治疗心悸，并制定宁心1号方治疗本病，取得满意效果。

宁心1号方由炙甘草汤增损而成。方由党参、火麻仁、桂枝、茯苓、麦冬、炙甘草、阿胶、大枣、生地黄、酸枣仁、苦参组成。方以炙甘草为主药，补中益气，通经脉，利气血。《本草汇言》言甘草“健脾胃，固中气之虚羸，协阴阳，和不调之营卫，故治虚劳内伤……其甘温平补，效与参、芪并也”。又配党参、茯苓、大枣补气滋液，使气血生化有源，以复脉之本；配生地黄、麦冬、阿胶、火麻仁养心血、滋心液，以充脉之体；心主神明，故配酸枣仁宁心安神；此方阴药量重，必凭借阳药之主动者以推之促之，才能上入于心，推动血管之血运行，故佐以桂枝、酒温通，且以上诸药得桂枝则滋而不腻，令阴阳之药合理应用，相得益彰，共奏滋阴养血、益气温阳、复脉止悸之功。现代药理研究表明，苦参有降低心肌收缩力、减慢心搏、延缓房性传导及降低自律性等作用，对多种快速性心律失常有效。因此，临床在辨证用药的同时，加用苦参增强疗效。同时，方中需重用炙甘草、生地黄。临床上治疗心悸可以宁心1号方为基础灵活运用：心动过速加龙骨；心动过缓加制附子；气短明显者加黄芪、太子参；心阳欲脱，症见汗出肢冷、脉微弱者，加制附子、龙骨、牡蛎；舌红少津，阴虚热重者，加五味子、沙参、黄连，桂枝可减少用量；心前区刺痛、舌紫或有瘀点、脉涩夹血瘀者，选加三七、丹参、郁金、红花、桃仁；舌苔白滑而腻夹痰湿者，加瓜蒌壳或合轻剂温胆汤；水肿者，合五苓散、车前子；便溏者，轻用胡麻仁用量并加炒白术；失眠者，加夜交藤、龙齿。

三、典型病例

病例1：叶某，女，71岁。初诊日期：2009年5月15日。

主诉：反复心悸1年余。

现病史：患者自述近1年来反复出现心悸不宁，发作时伴头晕、乏力、胸闷，活动后气短，夜寐差，多梦，二便调，舌质红，苔少，脉弦细。

辨证：气阴两虚。

治法：益气养阴，宁心安神。

处方：天王补心丹加减。

党参15g，麦冬10g，丹参12g，茯苓15g，玄参10g，远志6g，生地黄15g，当归10g，天冬10g，酸枣仁15g，柏子仁15g，炙甘草10g。7剂，日1剂，水煎服。

二诊：药后诸症均减轻，夜寐好转，二便调，舌质红，苔少，脉弦细。守原方7剂，日1剂，水煎服。

按：本案乃心悸气阴两虚之证。患者禀赋不足，素体虚弱，久病失养，气血阴阳亏虚，以致心失所养发为心悸，治以益气养阴、宁心安神为法，方选天王补心丹加减治之。方中以生地黄入心肾，滋阴而泻火，使心神不为虚火所扰，为主药；玄参、天冬、麦冬助生地黄以加强滋阴清热之功，

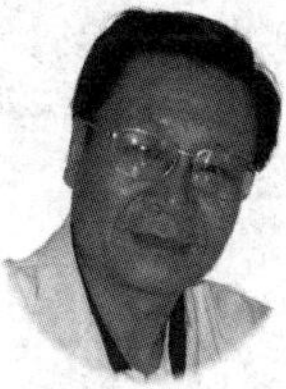

丹参、当归生心血而安神，共为辅药；党参、茯苓益心气，柏子仁、远志安心神，酸枣仁酸以收之而敛心气之耗散，共为佐药。其中，党参合麦冬，又为生脉散，因肺为心之华盖而朝百脉，生脉散能补肺生脉而养心。

病例2：丁某，女，50岁。初诊日期：2009年4月24日。

主诉：反复心悸1个月。

现病史：患者自述近1个月来反复出现心悸，胸闷不适，头晕，乏力，多汗，活动时明显，面色无华，夜寐欠佳，纳可，二便调，舌质淡，苔少，脉沉结。心电图示频发室性早搏。

辨证：气阴两虚。

治法：益气养阴，复脉止悸。

处方：宁心1号方加味。

党参15g，桂枝6g，茯苓15g，丹参12g，麦冬10g，生地黄30g，酸枣仁12g，苦参12g，火麻仁12g，炙甘草12g，阿胶10g（烊），浮小麦15g。7剂，日1剂，水煎服。

二诊：药后心悸、胸闷不适已除，头晕、乏力减轻，仍有多汗，活动时明显，面色无华，夜寐欠佳，纳可，二便调，舌质淡，苔少，脉沉无力。守方加浮小麦15g、煅牡蛎30g。

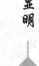

按：此乃心悸气阴不足之证，缘由患者素体体虚，气阴不足，气虚无力鼓动血脉，脉气不相接续，阴血虚，血脉无以充盈，心失所养，故发为心悸。《伤寒论·辨太阳病脉证并治》云：“伤寒脉结代，心动悸，炙甘草汤主之。”因此，本案治以益气养阴、复脉止悸为法，方用宁心1号方加味。药证相符，故一诊后心悸已除。汗为心之液，故二诊加浮小麦、煅牡蛎敛心之液以养心。

病例3：冯某，男，83岁。初诊日期：2010年7月20日。

主诉：反复心悸半年余。

现病史：患者自述半年前在无明显诱因下出现心悸，以夜间频发，当时无胸闷、胸痛及放射痛，无气促及大汗淋漓，无头晕、黑蒙及晕厥，予以口服药物后（具体不详），症状缓解。但半年来反复发作，每因情绪激动或紧张而发病。患者曾到我院就诊，诊为冠心病、心律失常（房颤），先后收住心内科及我科治疗。现患者为求继续系统治疗，由门诊拟心悸而收入院。入院症见：心悸，下午及夜间多发，持续数秒及数分钟不等，休息及服药后可缓解，伴头晕，双下肢时感乏力，无胸闷、胸痛，无头痛，无视物旋转及恶心呕吐，无耳鸣，无腹痛、腹泻，纳可，夜寐差，二便调，舌淡红，苔薄黄，脉弦细。

辨证：阴虚火旺。

治法：滋阴清火，养心安神。

处方：天王补心丹加减。

生地黄15g，玄参15g，麦冬10g，天冬10g，当归10g，丹参15g，党参15g，茯苓12g，远志6g，大枣10g，五味子10g，桔梗10g，甘草6g。7剂，日1剂，水煎服。

二诊：患者心悸下午及夜间发作次数较前减少，舌脉如前。治宜补气养阴、补肾益精。

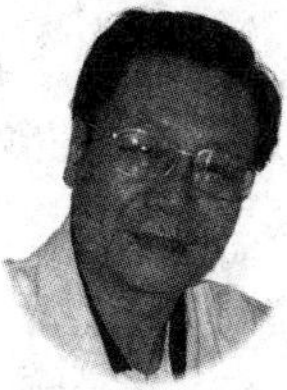

处方：太子参30g，白术10g，山药15g，橘皮6g，茯苓15g，葛根15g，红枣10g，黄芪15g，炙甘草5g，川续断10g，牛膝10g，菟丝子10g。7剂，日1剂，水煎服。

三诊：患者心悸消失，头晕较前好转，舌淡红，苔白，脉滑。治宜健脾化痰通络。

处方：法半夏10g，白术10g，茯苓15g，橘皮6g，天麻9g，钩藤15g（后下），石决明20g，珍珠母20g，白蒺藜15g，甘草5g。7剂，日1剂，水煎服。

四诊：患者头晕缓解，无心悸。

按：本案为心悸之阴虚火旺证。方师认为，心悸见于老年患者，多责之心、脾、肾。本案在治疗时，方师抓住老年人的生理病理特点，以治疗心、脾、肾为主，用药轻灵柔和，收到事半功倍的效果。

血脂异常

血脂异常又称血脂代谢异常，是体内一种或几种脂质代谢失调，导致血中脂质成分出现异常的改变，常表现为胆固醇升高、甘油三酯升高，或两者均升高，或高密度脂蛋白胆固醇降低。血脂异常是动脉粥样硬化的病理基础，由此引发的心脑血管疾病已经成为危害人类健康的主要疾病。

一、病因病机

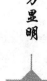

中医古代文献没有血脂异常的病名，但却有关于

“脂”“膏”的论述。《灵枢·五癃津液别》云:“五谷之津液，和合而为膏者，内渗入于骨空，补益脑髓，而下流于阴股。”《灵枢·卫气失常论》云:“人有脂、有膏、有肉。”并根据人的形体不同而分为“脂人”“膏人”“肉人”，认为“膏者，多气而皮纵缓，故能纵腹垂腴；肉者，身体容大；脂者，其身收小”。张景岳《类经》亦云:“精液和合而为膏，以填补骨空之中，则为脑为髓，为精为血。”张志聪《灵枢集注》云:“中焦之气，蒸津液化，其精微溢于外则皮肉膏肥，余于内则膏脂丰满。”由此可见，中医典籍中对“脂”“膏”的论述与现代医学的血脂异常的特征非常相似。

近代医家鉴于本病病理现象为膏脂过剩，输化失常，清从浊化、浊脂为患的特点，认为本病属中医学之“痰浊”“痰瘀”范畴。其成因有先天禀赋的异常、后天的饮食不节、情志内伤、年老体衰及少动多静等，其病机主要是脏腑功能失调或虚损。其属本虚标实之证，本虚指脏腑功能失调或虚损，以脾、肾损害及肝胆不利为主；标实者，以痰浊或血瘀居多。浊脂积聚，浸淫脉膜，瘀阻血络，伤害五脏，则变证丛生。

方显明教授根据多年临床经验认为，血脂异常的发生除与素体痰湿偏盛有关以外，主要由于饮食不节、情志失调导致肝脾失和，气血阴阳失调，最终引起无形之痰浊输注于血脉和血脉失养。其发病的病理因素主要与痰、湿、瘀、虚有关。一方面，肝主疏泄升发，对人体的生理活动有重要作用，能协调人的情志活动，使之气机调畅，精神

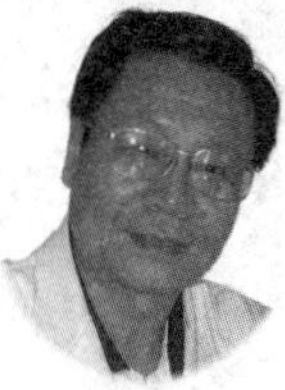

愉快。郁生于气，又能害于气，肝失疏泄，则气郁血滞，血脉不畅。王安道在《医经溯洄集·五郁论》中指出：“凡病之起也，多由乎郁。郁者，滞而不通之义。”另一方面，肝的升发疏泄，有助于脾胃的升清降浊，以及水谷的运化，肠道的传导排泄。脾为后天之本，主运化，主升清；胃主受纳，主降浊。脾与胃互为表里，以膜相连，因居中州，通达上下，是气机升降之枢纽，脾升则健，胃降则和，脾升胃降对维持脏腑气机的正常升降出入和气机的畅达、气血的功能有着重要作用。肝与脾关系甚为密切，二者在生理上互相协调，共同完成其生理功能，肝的疏泄条达有助于脾的运化和升清，脾的转运也有助于肝的疏泄升发。肝脾调和，水谷精微的运化、转输正常，其吸收、输布者悉为至清至精之物，不会滋生痰浊之物输于血脉；在病理上，肝脾也相互影响，形成肝脾失调，阴阳气血失和，以及痰瘀互结等病理变化。盖过食肥甘厚味，脾胃受损，中焦壅阻，痰浊内生；土壅则木郁，影响肝的疏泄升发，而形成肝脾失和。情志失调、思虑忧郁易伤肝脾，脾伤则气结及运化失职；肝伤则气郁，致使木郁土壅，最后导致肝脾失调。脾病则气血乏源，血脉固失其所养而受损，同时还可滋生痰浊，无形之痰流注于血脉；肝病则不能藏血和疏泄，因而导致气滞血瘀，气血失和。若肝脾失调，脾不能运化升清，肝不能疏泄升发，不但影响气血的调和，还会影响脾胃的受纳运化和升清降浊，水谷精微不能升清输布而转化为痰浊，流注于血脉而成本病。久则痰瘀互结，阻滞血脉而发展成胸痹心痛和动脉硬化。

二、辨治经验

方显明教授认为，本病在治疗上着重从肝脾入手，以疏肝健脾、祛瘀化浊为法，创制益肝消脂方治之：柴胡9g，当归9g，白芍15g，白术9g，茯苓9g，茵陈15g，泽泻9g，荷叶20g，山楂10g，生姜5g。该方以宋代《太平惠民和剂局方》逍遥散去薄荷、甘草，加茵陈、荷叶、山楂、泽泻而成。方中柴胡疏肝解郁，为主药；当归、白芍养血柔肝，为辅药；白术、茯苓健脾利湿，茵陈、泽泻清热利湿，荷叶升阳散瘀、利水渗湿，山楂消食散瘀，共为佐药；生姜温中暖胃、辛润宣气，为使药。诸般配伍，共奏疏肝健脾、活血散瘀、利湿消浊之功，俾肝脾调和，气血畅通，湿浊分利，则脂浊自消，故而达到治疗血脂异常之目的。

三、典型病例

唐某，女，52岁。初诊日期：2010年4月20日。

主诉：血脂升高1个月。

现病史：患者诉1个月前体检时发现血脂高，总胆固醇7.21mmol/L，甘油三酯4.26 mmol/L，低密度脂蛋白4.33mmol/L，无明显胸闷痛，无恶心呕吐，无头晕头痛，时有头重，乏力，口干，口苦，纳寐可，时有大便烂，舌质红，苔微黄，脉沉滑。

辨证：肝郁脾虚。

治法：疏肝健脾，祛瘀化浊。

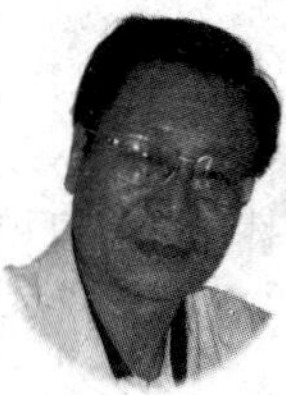

处方：逍遥散加减。

茵陈30g，柴胡10g，当归10g，白芍15g，茯苓15g，白术10g，荷叶20g，山楂10g，泽泻10g。14剂，日1剂，水煎服。

嘱患者少食肥甘厚味之物。

二诊：药后诸症已除，无胸闷痛，无恶心呕吐、头晕头痛，无口干、口苦，纳寐可，二便调，舌质淡红，苔白，脉沉滑。效不更方，守方14剂，日1剂，水煎服。嘱复查血脂。

三诊：无不适，纳寐可，二便调，舌质淡红，苔白，脉沉滑。复查血脂示总胆固醇5.03mmol/L，甘油三酯3.23mmol/L，低密度脂蛋白3.06mmol/L。守方间断服用，同时加强锻炼，清淡饮食。

按：本案病属肝郁脾虚证，其发生除与素体痰湿偏盛有关以外，主要由于饮食不节、情志失调导致肝脾失和，气血阴阳失调，无形之痰浊输注于血脉和血脉失养而产生。肝脾失调是本病的主要病理基础，痰浊血瘀是其病变之标，肝脾的失调终可导致阴阳气血失和，以及痰浊内生，血脉受损。治疗上着重从肝脾入手，以疏肝健脾、祛瘀化浊为法，以逍遥散为主方加减治疗。方中柴胡疏肝理气，当归、白芍柔肝和血；白术、茯苓健脾化湿；茵陈、泽泻、荷叶、山楂祛瘀化浊消滞。诸药配伍，相辅相成，标本同治，有疏肝健脾、理气和血、化痰除湿、升清降浊之功，旨在通过调理肝脾两脏以恢复脂类的正常代谢。

喘　证

喘证，古称上气、喘息，一般通称气喘，是指以呼吸急促为特征的一种病证，简称喘，亦称“喘逆”“喘促”。其发病与肺、肾关系密切，盖“肺为气之主，肾为气之根。肺主出气，肾主纳气，阴阳相交，呼吸乃和。若出纳升降失常，斯喘作焉”（《类证治裁·喘证论治》）。喘证颇多危急病情，须辨证精确，治疗及时。大要分为实喘与虚喘两大类。实喘的基本病理属于清浊相干，气乱于肺。例如，外感六淫，水饮痰浊壅阻于肺，使肺气失于宣降，此为实喘。禀赋虚弱或元气亏损，使肺主气的功能明显削弱，以致肾不纳气，则为虚喘。实喘以祛除病邪为大法，虚喘当补元摄纳为主。不少患者喘证病久，元气已损，兼有病邪（痰浊、水饮、气壅）者，属于虚实夹杂之证，治宜兼用扶正与祛邪二法，通常在发病时，先以祛邪为主，邪去大半，则以扶正为主。喘证发作，每兼咳嗽，亦须喘、咳同治。

一、辨治经验

对于老年人的喘证，因气喘日久，肺病及肾，方师宗《医学衷中参西录》之法，治以滋阴补肾。《医学衷中参西录·医论·总论喘证治法》云：“肾主闭藏，亦主翕纳，原所以统摄下焦之气化，兼以翕纳呼吸之气，使之息息归根

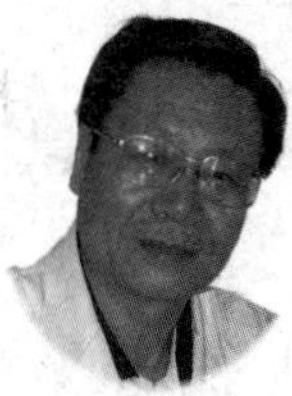

也。有时肾虚不能统摄其气化，致其气化膨胀于冲任之间，转夹冲气上冲，而为肾行气之肝木（方书谓肝行肾之气），至此不能疏通肾气下行，亦转随之上冲，是以吸入之气未受下焦之翕纳，而转受下焦之冲激，此乃喘之所由来，方书所谓肾虚不纳气也。当治以滋阴补肾之品。”

对于喘证由于肺虚引起者，方师治以补其肺气，使肺之宣降功能正常，喘证得愈。

治外感之喘证，如无宿饮，方师则以《伤寒论》麻黄汤为主。有外感之风寒内侵，与胸间之水气凝滞，上迫肺气作喘者，为《伤寒论》小青龙汤证，当效《金匮要略》之小青龙加石膏法，且必加生石膏至两许，用之方效。

以上所论可知，本病归纳其病因虽有内伤、外感、在肾、在肺之殊，总由肺不能纳气而为吸气难，即《神农本草经》所谓吐吸也。临证需细心辨析，不得马虎半分。

二、典型病例

病例 1：张某，男，33 岁。初诊日期：2008 年 9 月 8 日。

主诉：反复气喘、咳嗽 3 年，再发 4 天。

现病史：患者近 3 年来反复出现气喘、咳嗽、咳痰，多在天气变化或接触刺激物时发作。4 天前因天气变冷出现咳嗽，则气喘再发，动则气喘加重，夜间难以平卧，咳白痰及泡沫样痰，无发热恶寒。自服阿莫西林胶囊 4 天，症状未见改善而来求诊。现症见：咳嗽，气喘，动则加重，夜间难以平卧，咳白黏痰及泡沫样痰，背寒如掌大，无发热恶寒，舌质淡，苔白，脉弦滑。

辨证：外寒内饮。

治法：解表散寒，温肺化饮。

处方：小青龙汤加减。

麻黄10g，桂枝10g，干姜6g，白芍15g，法半夏10g，细辛5g，五味子6g，茯苓15g，紫菀10g，苏子10g，炙甘草6g。3剂，日1剂，水煎服。

二诊：服药1剂后咳喘减轻，能平卧，服药3剂后，咳嗽、气喘大减，仍咳白黏痰及泡沫样痰，无背寒，无发热恶寒，舌质淡，苔白，脉沉弦。效不更方，守原方4剂，日1剂，水煎服。

按：本案病属喘证之外感风寒、寒饮内停之证。患者素有痰饮伏肺，因感受寒邪，表寒引动内饮。《难经·四十九难》说："形寒饮冷则伤肺。"水寒相搏，内外相引，饮动不居，水寒射肺，肺失宣降，故发为本病。舌质淡、苔白、脉弦滑即为水饮内停之佐证。治以解表散寒、温肺化饮为法，方用小青龙汤加减。小青龙汤以麻黄、桂枝相须为君，发汗散寒以解表邪，且麻黄又能宣发肺气而平喘咳，桂枝化气行水以利里饮之化。干姜、细辛为臣，温肺化饮，兼助麻、桂解表祛邪。然而素有痰饮，脾肺本虚，若纯用辛温发散，恐耗伤肺气，故佐以五味子敛肺止咳，白芍和营养血，二药与辛散之品相配，一散一收，既可增强止咳平喘之功，又可制约诸药辛散温燥太过之弊；半夏燥湿化痰，和胃降逆，亦为佐药。炙甘草兼为佐使之药，既可益气和中，又能调和辛散酸收之品。药虽八味，配伍严谨，散中有收，开中有合，使风寒解，水饮去，宣

降复，则诸症自平。

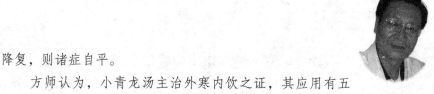

方师认为，小青龙汤主治外寒内饮之证，其应用有五大证：一是支饮证，二是咳逆倚息不得卧，三是咳大量泡沫痰，四是背冷如掌大，五是脉弦。应用时但见一证便是，不必俱全，有是证用是方。本案方师在小青龙汤基础上同时加用茯苓、紫菀、苏子，以增强降气消痰止咳之功，治疗效果显著。

病例 2：藤某，男，80 岁。初诊日期：2008 年 11 月 4 日。

主诉：反复气喘、咳嗽 3 个月。

现病史：患者 3 个月前因反复气喘、咳嗽入院，诊断为肺部感染、慢性阻塞性肺病。连续 3 个月给予多种抗生素及解痉平喘药对症治疗，疗效不佳，遂求中医会诊治疗。现症见：气喘，咳嗽，咳白色泡沫样痰，量多，胸闷，倦怠懒言，面色无华，时感背部发凉，口干不欲饮，纳差，舌淡，苔厚腻，脉左弦滑无力，右缓滑无力。

既往史：有冠心病史，有慢性阻塞性肺病史。

辨证：外寒内饮。

治法：温肺化饮。

处方：小青龙汤加减。

麻黄 10g，桂枝 10g，细辛 5g，法半夏 10g，茯苓 15g，白芍 12g，干姜 6g，五味子 6g，炙甘草 6g。7 剂，日 1 剂，水煎服。

二诊：药后咳嗽、咳痰明显减少，胸稍闷，倦怠乏力，纳食好转，舌淡，苔白，脉滑无力。

处方：麻黄 8g，桂枝 6g，白芍 15g，细辛 5g，干姜 6g，五味子 6g，法半夏 10g，茯苓 15g，炙甘草 5g。7 剂，日 1 剂，水煎服。

三诊：药后仍有咳嗽，痰不多，时有胸闷，纳可，二便调，舌淡，苔白，脉无力。

处方：黄芪 15g，熟地黄 12g，五味子 6g，桑白皮 10g，茯苓 15g，法半夏 10g，川贝母 6g，橘皮 6g，海浮石 15g，炙甘草 5g。7 剂，日 1 剂，水煎服。

四诊：偶有咳嗽，有白痰，量稍多，偶有胸闷，纳可，二便调，舌淡，苔白，脉沉无力。

处方：党参 15g，麦冬 10g，茯苓 15g，白术 10g，桔梗 6g，法半夏 10g，橘红 6g，五味子 6g，白芍 12g，细辛 5g，干姜 5g，炙甘草 5g。7 剂，日 1 剂，水煎服。

按：小青龙汤出自《伤寒论》，主治“伤寒表不解，心下有水气，干呕发热而咳，或渴，或利，或噎，或小便不利，少腹满，或喘者”。《金匮要略》用其治疗“溢饮”“支饮”“咳逆喘息不得卧”。本案虽经西医多方治疗，中医辨证仍属外寒内饮之证，缘由患者年老体虚，阳气素虚，体内素有停饮，复感外寒，外寒引动内饮而发病。因此，治疗用小青龙汤为主解表散寒、温肺化饮无疑。该方配伍严谨，散中有收，开中有合，使风寒解，水饮去，宣降复，则诸症自平。之后则以补肺汤合二陈汤化裁及生脉饮合六君子汤加味标本兼治，以善其后。

临床上经方使用应谨守病机、辨证论治，从错综复杂的疾病表象中，抓住其病机所在而施治，每每效如桴鼓。

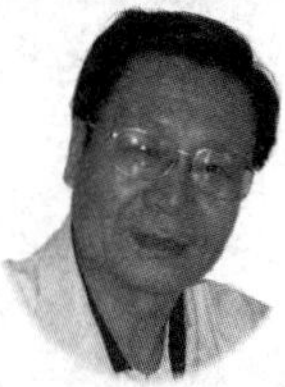

在运用小青龙汤时抓住本质，准确掌握适应证，灵活变通，真正做到有是证用是方。

病例3：阳某，男，91岁。初诊日期：2010年5月16日。

主诉：反复气喘6年余。

现病史：6年来患者每于受凉后出现气喘，伴咳嗽，咳中等量白色黏痰，诊断为慢性喘息性支气管炎，曾多次住院治疗，经治好转。然上症反复发作，无胸闷，无呼吸困难，纳寐可，二便调，舌质暗红，苔白，脉弦。

辨证：肺肾亏虚。

治法：补益肺肾，纳气平喘。

处方：补肺汤加减。

党参15g，黄芪15g，生地黄10g，五味子10g，山茱萸10g，紫菀10g，款冬花10g，桑白皮10g，麦冬8g，法半夏10g。上方加水煎取汁200mL，分2次服，日1剂。

二诊：咳嗽、咳痰减少，舌脉如前。此属久病及肾，肾虚不纳。原方加蛤蚧10g，日1剂，分2次服。

三诊：咳嗽、咳痰减少，舌质暗红，苔白，脉弦。效不更方，继用一诊方治疗，煎煮如前。

按：本案为老年患者，脏腑功能衰退，加之久病，耗伤肺气，失于清肃，上逆而喘，久病及肾，肾虚不纳而发病。其病位在肾、肺，病性属虚，证属肺肾亏虚，故治疗不可一日而功，以期长期用药，缓解病情。

病例4：韦某，男，62岁。初诊日期：2009年1月9日。

主诉：反复咳嗽、气喘7年余，发作3天。

现病史：患者咳嗽、气喘反复发作7年余，于本月6日因受凉而喘咳复作，动则尤甚，气不得续，夜间不能平卧，伴黄痰量多，黏稠难咳，心慌心跳，头晕乏力。经某医院门诊治疗无效而转收入我院。

检查：T 36.5℃，R 22次/分，P 130次/分，BP 130/75mmHg。神清，面色潮红，半卧位，张口呼吸，颈静脉怒张，肝颈静脉回流征阳性，桶状胸，两肺叩诊过清音，呼吸音减弱，可闻及干、湿性啰音，心率130次/分，律齐，剑突下心尖搏动明显，肝脾触诊不满意。唇舌紫暗，苔黄腻，脉滑数。胸片示慢支并肺气肿。心电图示肺性P波。血常规：红细胞 4.76×10^{12}/L，血红蛋白138g/L，细胞白 11.4×10^{9}/L，中性粒细胞0.94，淋巴细胞0.06。二氧化碳结合力32mmol/L。

西医诊断为慢支并感染、慢性阻塞性肺病、肺心病合并Ⅰ度心力衰竭、呼吸衰竭。中医诊断为肺肾两虚，痰热郁肺型喘证。入院给予吸氧、抗感染、强心利尿、呼吸兴奋剂、扩张血管药等西医处理，配合参麦注射液静注，另用红参10g煎服。服参汤后患者出现头痛、烦躁、谵妄，西医拟诊肺性脑病进行抢救，并邀方师会诊。诊见患者神志模糊，烦躁不安，喘促气粗，喉间痰鸣，面色紫晦，四肢末端青紫，唇舌紫暗，苔黄浊腻，脉弦滑而数。

辨证：痰热内闭，蒙蔽清窍。

治法：清热宣肺，祛瘀化痰，止咳平喘。

处方：麻杏石甘汤合苇茎汤加减。

麻黄6g，杏仁10g，生石膏30g，芦根15g，桃仁10g，

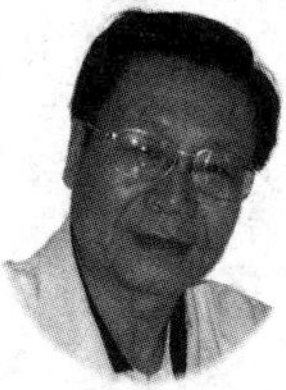

薏苡仁15g，冬瓜仁30g，鱼腥草30g，桑白皮15g，桔梗10g，川贝母10g，甘草5g。日1剂，水煎服。

并嘱停用参麦注射液和红参汤。

二诊：服药5剂后，痰易咳出，喘促明显减轻，仍时有烦躁昏谵。守方去麻黄、杏仁、生石膏、桑白皮，加入黄芩10g、郁金15g、石菖蒲10g、茯苓30g，日1剂，水煎服。

三诊：服药6剂后，病情日渐好转，无喘促气粗，胸闷心悸、头晕头痛、烦躁昏谵等症悉除，面色紫暗、肢端青紫明显改善，能下床活动。遂改益气养阴兼化痰热之法调治2周，临床治愈出院。

按：患者咳、喘并作，且以气息喘促、不得平卧为主，当诊为喘证。喘证有虚实之分，实者呼吸深长有余，气粗声高，脉数有力；虚者呼吸短促难续，气怯声低，脉弱无力。久患喘咳，动则尤甚，气不得续，且伴心悸头晕，为肺肾两虚，心气不足之候，属虚；但面色紫暗，喘促气粗，唇舌紫暗，苔黄浊腻，脉弦滑数，又为痰热闭肺，肺失清肃之征，属实。久病反复发作，每多虚实交错，互为因果，故证属虚实夹杂。其辨治失误原因有以下几个方面：①按西医诊断心力衰竭、呼吸衰竭而套用中药，不辨属虚属实。②不明此证正虚与邪实之因果关系，即“痰热为因，正虚为果，痰热不化，正虚难复”，把实喘当作虚喘。③久病复作，正虚邪盛，痰热为标，当急则治标反治本，以致妄用人参，因补而滞，痰热内闭，气血瘀滞，清窍受蒙，故而呈现神昏谵妄、喘促气粗等危候。改拟祛邪利气、宣肺平喘之法，药用麻黄、杏仁宣肺平喘；生石膏、鱼腥草、桑白皮、芦根清泄肺热；桔梗、川贝母、薏苡仁、桃仁、冬瓜仁祛瘀化痰，祛邪利气；甘草调和诸药。合而为用，共奏清热宣肺、祛瘀化痰、止咳平喘之功。药后喘咳渐平，加入清气化痰、开窍醒神之品，则烦躁、昏谵诸症悉除，转危为安。前后两种治法，一重扶正，一重祛邪，疗效迥然不同，见虚实疑似之间，辨证尤当审慎，切勿犯“虚虚实实”之戒。

哮病

哮病主要表现为发时喉中哮鸣有声，呼吸气促困难，甚则喘息不能平卧，与西医学支气管哮喘相类似。自《黄帝内经》开始，历代医家对其病因、病机做了大量的论述，逐渐形成了本病治疗的理论体系及临床实践基础。方师根据多年临床经验，对哮病有独特的认识。

一、病因病机

1. 痰伏肺内为发病的根本原因

哮病的发生是因痰伏肺内，痰为夙根。脾为生痰之源，肺为贮痰之器，痰留肺中，与肺的功能失调有关。肺居上焦，属阳，脾胃上输之精气均有赖肺阳的宣发。肺阳亏虚，一不能水精四布，五经并行；二不能通调水道，下输膀胱，痰饮留于肺内，成为哮病发生的根本原因。

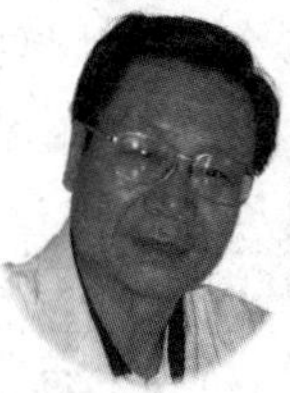

2. 肺、脾、肾不足为发病的内因

肺、脾、肾三脏在生理上相互协同，互相促进。一方面，肺主宣发肃降和通调水道，有助于脾的运化水液功能，从而防止内湿的产生。脾属土，为金之母，脾的转输津液不仅是肺通调水道的前提，也为肺的生理活动提供了必要的营养基础。脾为后天之本，肾为先天之本，脾之健运、化生精微须借助于肾阳的温煦，故有“脾阳根于肾阳”之说，肾中精气亦有赖于水谷精微的培育和充养，才能不断地充盈和成熟。肾为主水之脏，肺为水之上源，肺的宣发肃降和通调水道，有赖于肾的蒸腾气化，肾主水的功能亦有赖于肺的宣发肃降和通调水道的功能。另一方面，肺主呼气，肾主纳气，肺的呼吸功能需要肾的纳气作用来协助。《类证治裁·喘证》云：“肺为气之主，肾为气之根，肺主出气，肾主纳气，阴阳相交，呼吸乃和。”若先天禀赋不足，脏腑功能失调，肺、脾、肾三脏功能不足，津液运化输布障碍，聚而生痰，留伏于肺，蕴伏于内，成为哮喘发病之宿根。宿痰内伏于肺内，触遇诱因，以致痰随气升，气因痰阻，痰气相搏，闭阻气道，肺气不利。

3. 外邪干肺为哮病发生的外在因素

哮病急性发作期的基本病理变化为伏痰遇感引触，痰随气升，气因痰阻，相互搏结，壅塞气道，肺气宣降失常，而致痰鸣如吼、气息喘促。患者虽有伏痰，但无外感邪气干肺，引动伏痰，也不会发为哮病。正如陈修园在《时方妙用》所言：“哮喘之病，寒邪伏于肺俞，痰窠结于肺膜，内外相应，一遇风寒暑湿燥火六气之伤即发，伤酒伤食亦

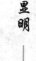

发，动怒动气亦发，劳役房劳亦发。”

基于以上几点认识，方师认为，哮病病发部位在肺，每与痰饮有关，推崇“病痰饮者，当以温药和之”的治则，“专主于痰”的治法，“在肺为实，在肾为虚”“发时治肺，平时治肾”的治喘纲领。

哮病发作期无表证者，用射干麻黄汤温肺散寒、化痰平喘；有表证者，用小青龙汤解表散寒、温肺化饮。缓解期常用沙麦二陈汤加款冬花、太子参、五味子、淫羊藿以润肺化痰、益气温阳。

二、典型病例

病例1：张某，男，20岁。初诊日期：2010年7月15日。

主诉：反复气喘10年。

现病史：患者患过敏性哮喘10年，遇天气变化及劳累易发。长期应用舒利迭，现在处于哮喘缓解期，症见汗多，畏风，心烦，常学习时注意力不集中，咽喉疼痛，舌稍红，苔薄黄，脉细数。

既往史：有过敏性鼻炎病史。

辨证：气阴两虚。

治法：益气固表，润肺化痰。

处方：玉屏风散合沙麦二陈汤加减。

橘红6g，法半夏9g，茯苓12g，川贝母6g，桔梗9g，沙参10g，麦冬10g，太子参15g，甘草6g，防风10g，白术10g，黄芪15g。7剂，水煎服，煮时放些冰糖。

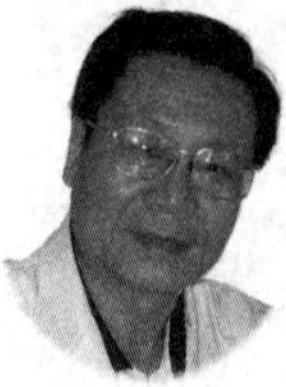

二诊：患者述上周哮喘未发，汗出正常，无畏风，无咳嗽，舌稍红，苔薄黄，脉细数。继予原方加减善后。

处方：沙参10g，麦冬10g，法半夏9g，茯苓15g，橘红6g，黄芪15g，太子参20g，白术10g，防风10g，炙甘草5g，浙贝母6g，桔梗9g。7剂，水煎服。

按：本案患者处于缓解期，病属气阴两虚。方显明教授治疗哮病缓解期常用沙麦二陈汤加益气固表之剂以润肺化痰、益气固表。本案以沙麦二陈汤合玉屏风散，药证相符，药到病除。

病例2：李某，女，43岁。初诊日期：2010年3月15日。

主诉：咳嗽1周。

现病史：患者1周前受凉后出现咳嗽、咳痰，痰中有泡沫，时有喉间痰鸣如水鸡，咽喉稍痒，无发热恶寒，纳可，二便调，舌暗苔白，脉弦滑而数。

既往史：有支气管哮喘病史。

辨证：外寒内饮。

治法：解表散寒，温肺化饮。

处方：小青龙汤加减。

麻黄9g，桂枝10g，细辛3g，干姜5g，法半夏9g，五味子6g，茯苓15g，白芍15，炙甘草5g，苏子10g。7剂，水煎服。

二诊：咳嗽减轻，喉间有痰可咳出，痰中有泡沫，咽痒，背部轻微发凉，舌质稍胖，苔薄白，脉弦细数。方用射干麻黄汤加减。

处方：麻黄 9g，射干 6g，茯苓 15g，紫菀 10g，细辛 5g，五味子 10g，法半夏 9g，干姜 5g，炙甘草 6g，苏子 10g。7 剂，水煎服。

三诊：稍咳，喉间异物感，痰少色白，较难咳出，无气喘，咽部无明显不适，二便正常，舌质胖大，苔薄白，脉弦细，尺脉弱。方用沙麦二陈汤加减。

处方：紫菀 10g，沙参 10g，麦冬 10g，橘红 6g，法半夏 9g，茯苓 15g，浙贝母 10g，白前 10g，桔梗 10g，百部 10g，枇杷叶 10g，甘草 6g。7 剂，水煎服。

按：此乃哮病，缘由宿痰内伏于肺，因外感因而引触，以致痰阻气道，肺失肃降，气道挛急而发病。方师认为其病发部位在肺，每与痰饮有关。发作期有表证者，用小青龙汤以解表散寒、温肺化饮；无表证时用射干麻黄汤温肺散寒、化痰平喘；缓解期则用沙麦二陈汤加味。本案病因病机变化、证治经过正是方师学术经验的体现。

汗　证

一、病因病机

早在《黄帝内经》即对汗的生理及病理有了一定的认识，明确指出汗液为人体津液的一种，并与血液有密切关系，所谓血汗同源，故血液耗伤的人，不可再发其汗。并明确指出生理性的出汗与气温高低及衣着厚薄有密切关系。

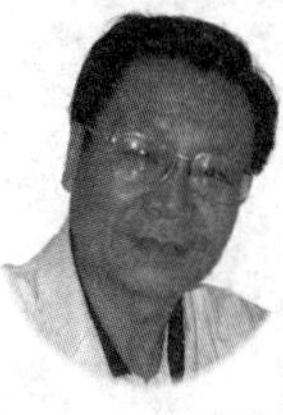

《灵枢·五癃津液别》说:“天暑衣厚则腠理开，故汗出……天寒则腠理闭，气湿不行，水下留于膀胱，则为溺与气。”在出汗异常的病证方面，谈到了多汗、寝汗、灌汗、绝汗等。《金匮要略·水气病脉证并治》首先记载了盗汗的名称，并认为由虚劳所致者较多。《三因极一病证方论》对自汗、盗汗做了鉴别，《三因极一病证方论·自汗论治》云:“无论昏醒，浸浸自出者，名曰自汗；或睡著汗出，即名盗汗，或云寝汗。若其饮食劳役，负重涉远，登顿疾走，因动汗出，非自汗也。”并指出其他疾病中表现的自汗，应着重针对病源治疗，谓“历节、肠痈、脚气、产褥等病，皆有自汗，治之当推其所因为病源，无使混滥”。朱丹溪对自汗、盗汗的病理属性进行了概括，认为自汗属气虚、血虚、湿、阳虚、痰；盗汗属血虚、阴虚。《景岳全书》对汗证做了系统的整理，认为一般情况下自汗属阳虚，盗汗属阴虚。但“自汗、盗汗亦各有阴阳之证，不得谓自汗必属阳虚，盗汗必属阴虚也”。《临证指南医案·汗》谓:“阳虚自汗，治宜补气以卫外；阴虚盗汗，治当补阴以营内。”《医林改错·血府逐瘀汤所治之症目》说:“竟有用补气、固表、滋阴、降火，服之不效，而反加重者，不知血瘀亦令人自汗、盗汗，用血府逐瘀汤。”补充了针对血瘀所致自汗、盗汗的治疗方药。

方师在治疗汗证时还区分生理性与病理性的不同。人体为适应外界环境自身调节体温而汗出，为正常的生理现象，如天气炎热、穿衣过厚、渴饮热汤、情绪激动、运动等出汗。若人体患病时，或在正常生活工作中，汗液异常外泄并伴有或不伴有其他症状的，则为病理性出汗。

汗证的病因病机主要是营卫不和。卫气有固护体表，使津液不致妄泄的作用。由于体内阴阳的偏盛、偏衰，或表虚之人感受风邪，均可导致营卫不和，卫外失司，而致汗液外泄失常。此外，素体虚弱，病后体虚，或久患咳喘，耗伤肺气，肺气不足，肌表疏松，表卫不固，毛窍开泄而汗出；或因外感风寒入里化热，或感受风温、暑热之邪，邪入于内，肺胃热盛，蒸发津液而汗出；或因饮食不节、外感湿邪，损伤脾胃，脾失于运化，湿邪中阻，蕴久化热，湿热熏蒸肌表而为自汗；或因湿热熏蒸于肝胆，胆汁随汗液外溢肌肤而为黄汗；或因亡血失精，以致血虚精亏，虚火内生，扰津液外泄；或因久病重病，阳气虚衰，不能敛阴，卫外不固而汗液外泄；或因急性热病中，正邪相争，以致战栗而汗出。

二、辨治经验

1. 自汗是汗证临床中最常见的病证

自汗临床较为常见，任何年龄都可罹患此证，有寒热虚实的不同：①肺卫不固：症见汗出恶风，稍劳尤甚，易于感冒，体倦乏力，面色少华，脉细弱，苔薄白。治宜益气固表，常用玉屏风散加味。方师认为，在应用玉屏风散时要应用少量滋阴药以敛阳，不使虚火亢于内。②营卫不和：症见汗出恶风，周身酸痛，或微发热头痛，脉浮缓，苔薄白。治宜调和营卫，常用桂枝汤加味。方师认为，在应用桂枝汤的时候，一定要按照原方的用药比例来用药。

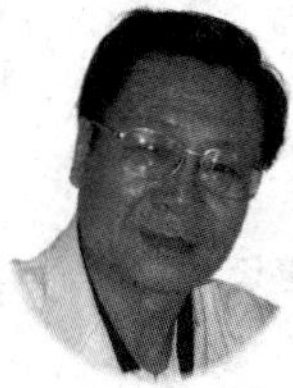

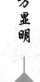

另外，桂枝汤中的芍药，一定要赤芍和白芍同用，而且比例应该是 1∶1。③里热炽盛：症见熏蒸汗出，口渴喜冷饮，面赤烘热，烦躁不安，或兼发热，大便干结，舌红苔黄，脉洪大，或滑数。方师认为宜清里泄热，常用白虎汤，而在白虎汤的基础上加麦冬、芦根等甘寒之品，以清其热。

2. 盗汗也是临床常见病证

方师认为，盗汗以虚热居多，也可见于气虚、阳虚、湿热等：①心血不足：症见心悸少眠，睡则汗出，醒则汗止，气短神疲，面色不华，脉细，舌淡。治宜补血养心敛汗，常以归脾汤加减。②阴虚火旺：症见虚烦少眠，寐则汗出，形体消瘦，骨蒸潮热，五心烦热，或有久咳虚喘，女子月经不调，男子遗精，舌红少苔，脉细数。治宜滋阴降火，常以当归六黄汤加减。

3. 绝汗是危重症，临床少见

方师认为，绝汗多见于急性热病或各种危重症，突然大汗淋漓，或汗出如油，精神疲惫，四肢厥冷，气短息微，舌干少津，脉微细欲绝。治宜益气回阳、固脱敛汗，常以参附龙牡汤加味。如热病兼见口渴欲饮，舌红绛或见蜷缩，为阳虚阴竭之象，可与生脉散合用。

其他如黄汗临床少见，治疗参见《金匮要略》相关条文。其特点是发热汗出，色黄如柏汁，染衣着色，多属湿热，治宜清热利湿，常以茵陈五苓散加减。

三、典型病例

黄某，女，75 岁。初诊日期：2009 年 6 月 9 日。

主诉：汗出半年。

现病史：患者自述近半年来出现汗出，以头背部明显，动则加重，夜间尤甚，伴乏力，腰膝酸软，无头晕头痛，无胸闷、气喘，纳食少，二便调，舌质红，苔少，脉沉细。

辨证：阴虚火旺。

治法：滋阴泻火，固表止汗。

处方：当归六黄汤加减。

当归 10g，黄芪 30g，熟地黄 12g，生地黄 15g，黄芩 10g，黄柏 10g，黄连 5g，浮小麦 30g，麻黄根 15g。4 剂，水煎服，日 1 剂。

二诊：药后汗出减少，仍乏力，腰膝酸软，纳食可，二便调，舌质红，苔少，脉沉细无力。效不更方，守方 7 剂，日 1 剂，水煎服。

三诊：药后汗出明显减少，乏力，腰膝酸软减轻，纳食可，二便调，舌质红，苔少，脉沉细无力。

处方：五味子 10g，生地黄 15g，山药 12g，丹皮 6g，泽泻 10g，黄芪 15g，山茱萸 10g，茯苓 12g，浮小麦 15g，煅牡蛎 20g。7 剂，日 1 剂，水煎服。

按：此乃汗证，证属阴虚火旺，缘由患者年老体虚，肾阴不足，阴虚火旺，虚火内生，阴津被扰，不能自藏而外泄，导致盗汗或自汗。治以滋阴泻火、固表止汗为法，方用当归六黄汤加味。方中当归养血增液，血充则心火可制；生地黄、熟地黄入肝肾而滋肾阴，三药合用，使阴血充则水能制火，共为君药。盗汗因于水不济火，火热熏蒸，故臣以黄连清泻心火，合以黄芩、黄柏泻火以除烦，清热

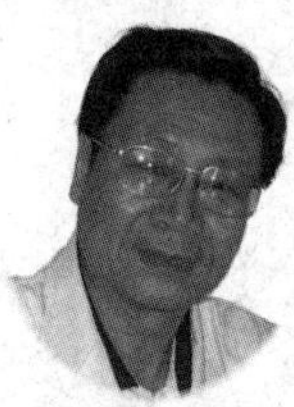

以坚阴。君臣相合，热清则火不内扰，阴坚则汗不外泄。汗出过多，导致卫虚不固，故倍用黄芪为佐，一以益气实卫以固表，一以固未定之阴，且可合当归、熟地黄益气养血。诸药合用，共奏滋阴泻火、固表止汗之效。加用浮小麦、麻黄根固涩敛汗。症状减轻后表现为肾阴虚兼肾气不足，故改用七味都气汤加味补肾纳气、固表敛汗以善其后。

痛风性关节炎

痛风是由于嘌呤代谢紊乱，血尿酸水平增高，和（或）尿酸排泄减少而导致尿酸盐在组织沉积的疾病。痛风性关节炎是由于血尿酸升高导致尿酸盐在关节内形成微晶体沉淀，而引起的非特异性关节炎。本病是痛风典型的表现形式，表现为关节红、肿、热、痛。反复发作的患者在病变部位可形成痛风石，造成关节畸形等。痛风性关节炎最易受累的部位是足第一跖趾关节，其特点是突然发病且无前兆，疼痛难忍，严重影响患者的生活和工作。

痛风性关节炎属于中医学“痹证”“痛风”“历节”范畴，《张氏医通》提出“痛风”一证，《灵枢》谓之“贼风”，《素问》谓之“痹”，《金匮要略·中风历节病脉证并治》云：“寸口脉沉而弱，沉即主骨，弱即主筋；沉即为肾，弱即为肝，汗出入水中，如水伤心，历节黄汗出，故曰历节。”亦云：“盛人脉涩小，短气，自汗出，历节痛，不可屈伸，此皆饮酒汗出当风所致。”《外台秘要·天行热毒攻手足方五首》谓其为“热毒气从脏腑中出，攻于手足，则赤热肿痛也。人五脏六腑井荥输，皆出于手足指，故此毒从内而生，攻于手足也。”《格致余论·痛风论》曰：“污浊凝涩，所以作痛。夜则病甚，行于阴也。”从古籍文献看，饮食不节、形体肥胖、起居不慎为本病基本病因，脾肾亏虚、清浊不分、热毒为患是其病机关键，热毒、痰浊、瘀血交相为患是其主要病理产物。现代很多医家也对本病的病因病机进行了探讨，归其原因，无论是六淫诸邪，还是痰浊、瘀血，最终均可归结为“毒”。其邪毒的来源主要有三：一是饮食偏嗜致毒，二是“六淫之毒”，三是七情化毒。

一、病因病机

方师认为，对于痛风性关节炎病因病机的认识尤其重要，因为对其病因病机的认识准确，直接影响以后的辨证论治。方师指出，痛风性关节炎的病因病机与脾肾相关，与肝有密切关系。他认为，脾为中州之官，主运化水湿，肾主开阖，司水液气化。脾肾功能失职，则易导致水湿代谢紊乱。因此，本病的基本病机是先天禀赋不足，后天饮食失调，损伤脾肾功能，导致脾失健运，肾失气化，水湿停留体内，日久则化为痰饮。痰饮为有形实邪，可以阻碍气血运行，导致瘀血停留，痰瘀互结，痹阻关节，发为痛风性关节炎。本病初期痰湿、瘀血不甚，可无关节疼痛，积渐日久，痹阻愈甚，或遇饮食失节，或感受外邪，导致瘀滞更甚，而病发。由于郁闭之邪最易化热，往往引起关

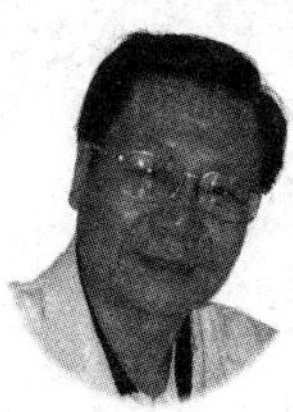

节的红、肿、热、痛。后期湿热蕴结，煎熬尿液，形成尿路结石。痛风性关节炎属中医学“痹证”范畴，但绝非《素问·痹论》所言“风寒湿三气杂至，合而为痹”之痹证。痰湿、瘀血之邪并非感受之外邪，而是内生之邪，是由于脾肾功能失调，不能运化水湿，水谷不归正化，痰湿、瘀血滞留血中，瘀结为患。本病早期以标实为主，后期为本虚标实，或以本虚为主，或以标实为主。

二、辨治经验

方显明教授根据以上之辨证，自创桑枝薏米汤（桑枝30g，桑寄生15g，薏苡仁20g，竹茹10g，玉竹30g，徐长卿15g，丝瓜络15g，豨莶草15g，滑石15g，川牛膝15g，甘草5g），主要以清热利湿、通利关节为主。其组方精巧，方中重用桑枝和玉竹，妙在利湿而不伤阴，清热而不留瘀。

三、典型病例

病例1：徐某，女，87岁。初诊日期：2010年7月21日。

主诉：双膝关节疼痛2个月。

现病史：患者自述两个月前无明显诱因出现关节疼痛，呈胀痛及刺痛，呈持续性，行走时症状加重，休息时症状可缓解，伴有腰部胀痛，可自行行走，膝关节无红肿，无间歇性跛行，四肢可自如活动，无头晕头痛，无胸闷心慌，纳寐可，二便调，舌暗淡，苔薄白，脉沉细。

辨证：肝肾两虚。

治法：培补肝肾，舒筋止痛。

处方：补肾祛寒治尪汤加减。

熟地黄15g，肉苁蓉15g，五味子10g，鹿茸12g，菟丝子12g，牛膝10g，杜仲10g，桑寄生10g，木瓜12g，续断12g，狗脊10g。日1剂，水煎分2次服。

二诊：患者服药后膝关节疼痛减轻，行走时仍疼痛，但较前减轻，舌脉如前。效不更方，继以原方治疗。

三诊：药后患者疼痛较前大有缓解，然仍时有疼痛，故补肝肾同时不忘养血活血。原方加当归12g。

按：年至耄耋，五脏大虚，先后天之本已竭，故精气衰竭，不能“精则养神，柔则养筋”，此天道如此，远非石药能及，退而求其次，药物只能解一时之急。此患者年老体弱，肝肾精气衰退，气血不足，血脉周流不足，血脉运行迟涩，不能濡养筋骨，筋脉失养，血虚生痛，日久则营卫失调，筋脉拘急而不用，病情反复，日久不愈。因患者即近耄耋，肝肾之虚远非药物所能补之，只能缓解症状，改善生活质量。应用培补肝肾、舒筋止痛之法，患者疼痛缓解，亦是幸事。

病例2：蔡某，女，72岁。初诊日期：2010年6月21日。

主诉：左肩疼痛、活动受限1年余。

现病史：患者自述1年多以前曾经受凉后出现左肩疼痛、活动受限，无红、肿、热、痛，曾多方诊治，应用活血通络之品未效，舌稍红，苔微黄，脉弦无力。

辨证：风寒阻滞。

治法：祛风散寒通络。

处方：葛根汤加味。

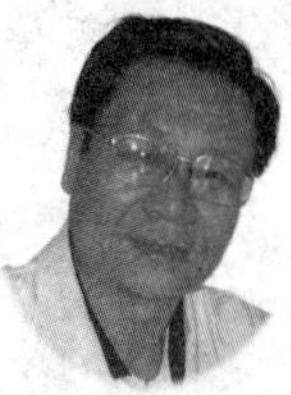

葛根 15g，麻黄 6g，桂枝 10g，白芍 15g，红枣 6g，甘草 6g，鸡血藤 20g，桑枝 30g，姜黄 10g，茯苓 12g。日 1 剂，水煎服。

二诊：药后患者左肩疼痛减轻，时有微汗，活动仍受限，舌脉如前。继续以前方治疗，日 1 剂，水煎服。

三诊：药后患者疼痛大减，活动仍稍受限，舌脉如前。应以调和营卫为主，兼以祛风散寒。方以桂枝汤加羌活、桑枝、鸡血藤。

处方：桂枝 10g，白芍 15g，红枣 6g，生姜 10g，甘草 6g，鸡血藤 20g，桑枝 30g，羌活 10g。日 1 剂，水煎服。

按：本案患者以膝关节疼痛为主，方师根据患者病情仔细分析辨证，认为是以风寒之邪阻滞关节所致，给予葛根汤加味，并不忘老年人气血已虚，加用鸡血藤既养血又通络，祛邪而不伤正，疗效颇好。

病例 3：戴某，男，34 岁。初诊日期：2009 年 8 月 18 日。

主诉：两足脚趾红肿疼痛数月。

现病史：数月前患者无明显诱因出现足趾红肿疼痛，无发热，自感两足皮肤发热，无溃烂，按之疼痛，纳寐可，二便调，舌暗红，苔薄稍黄，脉细稍数。

辨证：风湿热痹。

治法：清热通络，祛风除湿。

内服方：四妙勇安汤加味。

金银花 15g，当归 12g，玄参 15g，甘草 6g，防己 10g，桂枝 6g，丹皮 10g，侧柏叶 15g。日 1 剂，水煎服。

外洗方：清热除湿方。

黄檗20g，大黄30g，侧柏叶30g，冰片5g。水煎外洗，每日1剂。

二诊：药后双足脚趾红肿疼痛减轻，自感双足皮肤发热也减轻，舌脉如前。因热毒夹湿聚于体内，不易祛除，故以桑枝薏米汤加味治疗。

处方：桑枝30g，薏苡仁20g，桃仁10g，徐长卿15g，丝瓜络15g，竹茹10g，玉竹30g，豨莶草15g，滑石15g，牛膝15g，甘草5g。日1剂，水煎服。

三诊：药后患者双足皮肤红肿基本消失，疼痛轻微，已不感双足皮肤发热，舌稍暗红，脉细。继以前方桑枝薏米汤加味治疗，药量较前减少。

按：痹证的含义有广义、狭义之分。本案所述为狭义的痹证，即指其中的肢体经络痹。后世认为其病因从寒热分，不外风寒湿痹和风湿热痹。青壮之人，因阳热之体、阴虚之躯，素有内热，复感风寒湿邪，邪从热化；或因风寒湿郁久化热，而为风湿热之邪，日久热毒聚于体内，而成本病。其治以祛邪活络、缓急止痛之法。方师认为，青壮之体，阳热亢盛，夹杂湿热之邪，而致热毒聚于体内，应给予清热解毒之法，兼以除湿通络，遂选四妙勇安汤加味治疗，以清体内热毒之邪。

久 咳

咳嗽是指外感或内伤等因素，导致肺失宣肃，肺气上

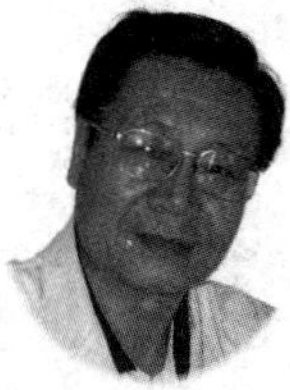

逆，冲击气道，发出咳声或伴咳痰为临床特征的一种病证。历代将有声无痰称为咳，有痰无声称为嗽，有痰有声谓之咳嗽。临床上多为痰声并见，很难截然分开，故以咳嗽并称。咳嗽是临床上常见病、多发病，其病因有外感和内伤两大类。

肺主气，司呼吸，开窍于鼻，外合皮毛，为气机出入升降之道。又肺为娇脏，主清肃，畏寒畏热，不耐邪侵。因此，外邪犯肺不外二途：一是从鼻窍直接吸入，由喉咙以至肺；二是从皮毛侵入，因皮毛为肺之合，病邪从所合而至于肺。而风为百病之长，外邪多夹风邪侵袭于肺，肺气壅遏不宣，清肃之令失常，痰阻气道，气道不通，肺气上逆，因而引起咳嗽。所以，临床上治疗外感咳嗽多采用“宣通肺气，疏散外邪”的方法，因势利导，而不可早用收涩之剂，以免闭门留寇。外感咳嗽如果治疗不及时，或治疗不当，或病后调治失宜，咳嗽将迁延不愈或反复发作，则多演变成久咳，甚则转为内伤咳嗽。

一、辨治经验

方显明教授根据多年临床经验认为，久咳缘于痰，治咳必治痰；久咳缘于气逆，治咳必降气；久咳伤气阴，治宜温润敛肺。

1. 久咳缘于痰，治咳必治痰

肺主通调水道，脾主运化水湿，痰由湿生，而湿主要源之于脾。脾失健运，水谷不能化生精微，反而酿成痰浊，上贮于肺，阻遏气道，使肺气不得宣畅，而发为咳嗽，所以有“脾为生痰之源，肺为贮痰之器”的说法。《医学入门·咳嗽》云：“新咳有痰者外感，随时解散；无痰者便是火热，只宜清之；久咳有痰者，燥脾化痰，无痰者清金降火。盖外感久则郁热，内伤久则火炎，但宜开郁润燥……苟不治本而浪用兜铃、粟壳涩剂，反致缠绵。”喻嘉言云：“咳嗽必因之痰饮，不去支饮其咳终无宁矣。”因此，方师对于临床久咳的患者重视治痰，认为咳缘于痰，治咳必治痰，化痰祛邪为要务，方用二陈汤加味。二陈汤源于《太平惠民和剂局方》，由法半夏、橘皮、茯苓、甘草组成。方中半夏辛温性燥，可燥湿化痰、和胃止呕；橘皮温燥，理气化痰，使气顺则痰降，气化则痰亦化，此合乎“治痰先治气”之法。二药配合，能加强祛痰和胃止呕的作用。配用茯苓健脾渗湿，甘草和中补脾，使脾健而湿化痰消。临床上可加入紫菀、百部、枇杷叶、浙贝母、旋覆花、前胡、桔梗等药以增强降逆止咳化痰之功。

2. 久咳缘于气逆，治咳必降气

肺为清肃之脏，不容外邪侵犯，内外之邪气易伤肺而影响肺之肃降。肺失肃降，肺气上逆则咳，故咳缘于气逆，治咳必降气，首选旋覆花、前胡。刘完素曾说：“咳嗽者治痰为先，治痰者下气为上。”《医源》亦说：“总以气之未动者无扰，已动者得平，不碍其气之出入枢机，为治咳第一关键。”调理气机实为治咳之首务。旋覆花性沉降，味辛咸，辛则能散能横行，故能宣散肺气达于皮毛；咸能入肾，故能纳气下行以归根，俾胃中之痰涎或水饮息息下行而从浊道出，不复上逆犯肺，肺自清虚，是一药之功，三脏戴

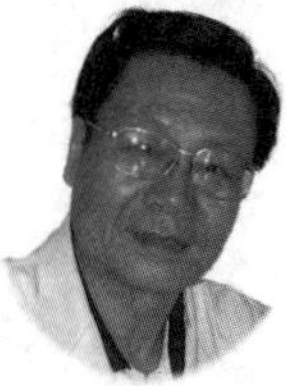

泽，三焦通利矣，实为治咳之要药。前胡味苦、辛，性微寒，归肺经，性阴而降，功专下气，使气下则火降痰消。

3. 久咳伤气阴，治宜温润敛肺

肺脏自病者，常由肺系疾病日久，迁延不愈，耗气伤阴，肺不能主气，肃降无权而肺气上逆作咳；或肺气虚不能布津而成痰，肺阴虚而虚火灼津为痰，痰浊阻滞，肺气不降而上逆作咳，治宜温润敛肺，方选沙麦二陈汤加味。正如《景岳全书·咳嗽》云："外感之邪多有余，若实中有虚，则宜兼补以散之。内伤之病多不足，若虚中夹实，亦当兼清以润之。"《医学入门·咳嗽》云："久咳有痰者，燥脾化痰，无痰者清金降火。盖外感久则郁热，内伤久则火炎，俱宜开郁润燥……苟不治本而浪用兜铃、粟壳涩剂，反致缠绵。"方中以二陈汤燥湿化痰、理气和中，麦冬、沙参养阴润肺止咳，使燥湿化痰而不伤阴，养阴润肺而不生痰。

三、典型病例

病例1：辛某，男，60岁。初诊日期：2008年月11月11日。

主诉：反复咳嗽、气喘3年余。

现病史：患者因3年前接触花粉引起反复咳嗽，气喘，少痰，胸闷，乏力，时发时止，曾服用治哮喘药（具体不详），多能缓解，但停药后易发作，纳食可，二便调，舌质稍红，苔黄，脉沉细紧。患者有青霉素过敏史，有吸烟嗜好。

辨证：风痰恋肺。

治法：温润化痰，止咳平喘，佐以清热。

处方：沙麦二陈汤加减。

沙参10g，麦冬10g，桔梗6g，橘红6g，茯苓12g，浙贝母10g，紫菀10g，法半夏9g，鱼腥草12g，炙甘草6g。7剂，水煎服，日1剂。

二诊：药后咳嗽、气喘好转，仍有少许痰，痰黏色白，易咳出，舌淡红，苔淡黄，少津，脉弦细。

处方：沙参10g，麦冬10g，法半夏9g，茯苓12g，桔梗6g，橘红6g，川贝母6g，紫菀10g，杏仁10g，炙甘草6g。7剂，水煎服，日1剂。

按：此乃久咳风痰恋肺之证，缘由肺系疾病日久，迁延不愈，耗气伤阴，肺不能主气，肃降无权，而肺气上逆作咳；或肺气虚，不能布津而成痰；肺阴虚，而虚火灼津为痰，痰浊阻滞，肺气不降而上逆作咳、作喘。治宜温润敛肺、化痰止咳，方选沙麦二陈汤加味。本案一诊中患者有化热之势，以沙麦二陈汤为主方。方中以二陈汤燥湿化痰、理气和中，麦冬、沙参养阴润肺止咳，使燥湿化痰而不伤阴，养阴润肺而不生痰；浙贝母、鱼腥草清热化痰。二诊中热象已除，故守原方去鱼腥草，川贝母易浙贝母以润肺止咳。

病例2：宋某，女，18岁。初诊日期：2008年11月28日。

主诉：咳嗽、胸闷、气紧2个月。

现病史：患者自述两个月前感冒后出现咳嗽，胸闷，气紧，活动后自觉心悸，平卧时明显，时有自觉午后低热，

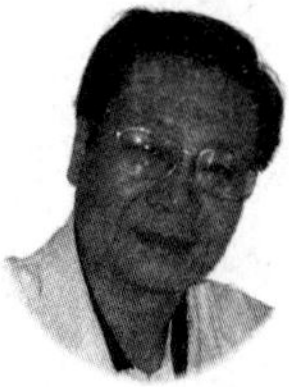

夜间口干欲饮，无恶寒，无头晕头痛，纳少，舌淡红，苔厚腻，脉浮。

辨证：凉燥犯肺，兼痰湿。

治法：轻宣理肺，燥湿化痰。

处方：杏苏散合二陈汤加减。

杏仁 10g，苏叶 10g，法半夏 10g，橘红 6g，前胡 10g，桔梗 10g，茯苓 15g，甘草 6g，鱼腥草 9g，紫菀 15g。4 剂，水煎服，日 1 剂。

二诊：药后咳嗽、胸闷、气紧明显减轻，平卧时明显，夜间无口干欲饮，无发热恶寒，纳可，舌淡红，苔稍厚腻，脉缓。

处方：杏仁 10g，苏叶 10g，法半夏 10g，橘红 6g，前胡 10g，桔梗 10g，茯苓 15g，甘草 6g，紫菀 15g，浙贝母 10g。7 剂，日 1 剂，水煎服。

按：患者为青年女性，以胸闷、气紧为主要表现，伴有咳嗽，自觉午后低热，夜间口干欲饮，纳少，舌淡红，苔厚腻，脉浮。此乃秋深初凉，西风肃杀之时节感受冷燥之邪，凉燥伤肺，则肺气不宣，津液不能输布，聚湿成痰，气机不畅，故发为本病。此时胸闷、气紧，仍是实邪阻滞，胸中气机不畅所为，治疗当从咳嗽论治，以祛邪为主，不宜进补。《素问·至真要大论》认为“燥淫于内，治以苦温，佐以甘辛”，本案燥邪伤津液不重，兼有痰湿蕴肺，故治以轻宣理肺为主，兼以燥湿化痰，稍佐甘润之品，方用杏苏散合二陈汤加减。方中苏叶辛温，散风解表，兼能宣肺；杏仁苦温而润，宣肺化痰，止咳平喘；前胡降气化痰，宣散风邪，可助杏、苏轻宣达表而兼化痰；桔梗有宣肺通气、祛痰利咽之功，且能升提肺气，引药上浮入肺；紫菀润肺下气，消痰止咳；半夏、橘红、茯苓、甘草为二陈汤，理气和中，燥湿化痰；甘草与桔梗相合，则为桔梗汤，功能宣肺祛痰；痰湿郁久化热，故用鱼腥草清热化痰。诸药配合，共收发表宣化之功，使表解痰消，肺气调和，诸症可愈。

病例3：郭某，男，85岁。初诊日期：2010年7月16日。

主诉：反复咳嗽、咳痰3个月，伴反复发热半个月。

现病史：患者近3个月来出现咳嗽，有痰，不能自行咳出，痰量多色白质黏，长期卧床，四肢活动不利，时有发热，体温波动在37～38℃，无恶寒，无胸闷胸痛，留有经鼻气管插管，留置胃管、尿管，中心静脉置管，鼻饲饮食，二便可，舌质淡，苔薄，脉细。患者有中风后遗症。

辨证：痰湿蕴肺。

治法：燥湿化痰，理气止咳。

处方：温胆汤合三子养亲汤加减。

橘皮10g，法半夏12g，茯苓20g，白术15g，厚朴8g，竹茹10g，枳实15g，桔梗10g，炙甘草6g，桑白皮10g，胆南星10g，前胡10g，苏子10g，白芥子10g，莱菔子10g，生姜15g。日1剂，水煎分2次服。

二诊：患者发热消失，仍有咳嗽、咳痰，舌脉如前，应用温胆汤及三子养亲汤后，患者脾暂时得健，痰湿得化，外邪得以暂时祛除，故可见发热消失。效不更方，脾健痰

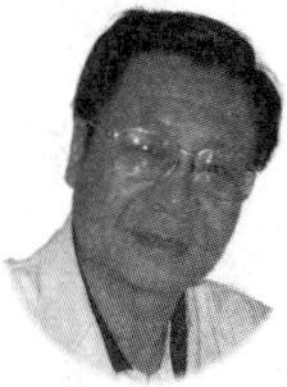

湿化是长期过程，仍用原方治疗。

三诊：近期患者舌红，脉沉细，并且发热以夜晚为主。因久病伤阴，故可见发热以夜晚为主，患者有阴虚表现，又有痰湿蕴肺的表现，预后不佳。以滋阴清热、止咳化痰为主，两方相顾。

处方：太子参 30g，麦冬 10g，五味子 10g，茯苓 15g，橘红 6g，法半夏 10g，地骨皮 10g，桑皮 10g，甘草 5g，沙参 10g，紫菀 10g，款冬花 10g。日 1 剂，水煎分 2 次服。

按：年老患者，五脏已虚损，稍受外邪即可酿病，故有小疾即治疗，此为正途。本案患者年老久病，脏腑亏虚，加之中风久病卧床，四肢不运，导致脾不能运化水谷而生痰，痰湿阻滞于肺脏，加之感受外邪，而致肺失宣发，肺气上逆，发为咳嗽、咳痰、发热等症。从其治疗过程可见，老年患者当以健脾化痰为主，如有他脏疾病，间或治疗。

病例 4：刘某，女，36 岁。初诊日期：2009 年 4 月 7 日。

主诉：咳嗽、气喘 1 周。

现病史：患者自述近 1 周来感冒后出现咳嗽，咳白痰，夜间睡眠有鸣音，胸闷，憋气，咽部不适，发热，恶寒，烦躁，口干，舌质淡，苔白，脉沉细。

辨证：风寒郁肺化热。

治法：祛风散寒，止咳平喘，清热化痰。

处方：麻杏石甘汤加味。

麻黄 10g，杏仁 10g，茯苓 15g，生石膏 30g，浙贝母 10g，苏叶 10g，桔梗 10g，防风 10g，前胡 10g，甘草 5g。

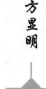

3剂，日1剂，水煎服。

二诊：药后咳嗽、气喘、胸闷减轻，无发热，微恶寒，咳痰色白，二便调，舌质淡，苔白，脉沉细。

处方：麻黄10g，杏仁10g，前胡10g，桔梗10g，茯苓15g，苏叶10g，法半夏10g，生石膏15g，浙贝母6g，橘红5g，防风10g，炙甘草5g。4剂，日1剂，水煎服。

按：此乃咳嗽风寒郁肺化热之证，缘由患者外感风寒之邪，留而不去，郁而化热，壅遏于肺，肺失肃降，津液失于输布，痰湿内阻，上迫于肺所致，治以祛风散寒、止咳平喘、清热化痰为法，方选麻杏石甘汤加味。方中以麻杏石甘汤辛凉宣泄、清肺平喘，加用浙贝母、苏叶、桔梗、防风、前胡、茯苓以祛风解表、止咳化痰。麻杏石甘汤出自《伤寒论》，原治太阳病，发汗未愈，风寒入里化热，“汗出而喘者”。若无汗而见恶寒，是虽邪已入里化热，但在表之风寒未尽，或是风温而夹风寒所致，当酌加解表之品，在用清泄肺热为主的同时，开其皮毛，使肺热得泄而愈。所以，临证用本方不必拘于“汗出而喘”，但当细审无汗之故，或加清热生津之品，或加辛散解表之属，自然药证相当，应手而效。

病例5：邓某，女，23岁。初诊日期：2008年11月29日。

主诉：咳嗽1月余。

现病史：患者诉1个月前因感冒而出现发热，全身不适，鼻塞，咳嗽，声嘶，微恶风，自服维C银翘片及头孢菌素类抗生素，发热、鼻塞、声嘶等症状消失，但咳嗽未

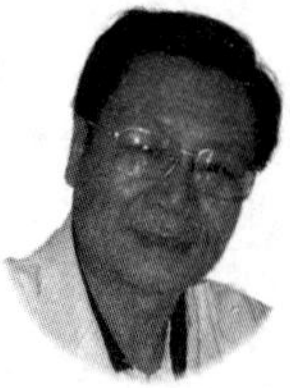

已，痰黏色白难咳，入夜尤甚，咳时尿出，舌质淡红，苔微黄，脉滑。

辨证：风痰恋肺。

治法：顺气化痰，降逆止咳。

处方：止咳合剂。

紫菀10g，百部10g，枇杷叶10g，浙贝母10g，旋覆花10g，前胡10g，桔梗10g，茯苓12g，橘红6g，法半夏10g，甘草6g，乌药6g。3剂，水煎服。

嘱戒酸辣、炙炒之品。

二诊：药后咳嗽明显减轻，痰易咳出，咳时无尿出，舌质淡红，苔微黄，脉滑。前方去乌药，4剂，水煎服。

按：此乃咳嗽风痰恋肺之证。风痰留伏，气道不通，肺气上逆，则发咳嗽。方师认为，久咳缘于痰，治咳必治痰；久咳缘于气逆，治咳必降气，故治宜降气化痰止咳，方用止咳合剂。本方宗程钟龄《医学心悟》止嗽散，合《太平惠民和剂局方》二陈汤加减而成，于止嗽散中去荆芥，用前胡易白前，加旋覆花、法半夏等下气化痰之品，则成化痰止咳之剂。方中紫菀、百部温润化痰，理肺止咳，治久嗽不瘥，喉中奇痒；橘红、法半夏、茯苓、甘草燥湿化痰，调和脾胃；旋覆花、前胡、浙贝母、枇杷叶下气化痰，降逆止咳，使气降则痰降、痰化则气畅，冲逆之咳自可平息；桔梗合甘草利气化痰，开宣肺气。诸药相伍，宣降相辅，共畅气机，从而达到顺气化痰、降逆止咳之目的。加乌药温肾纳气，以固尿止遗。

更年期综合征

更年期综合征是指妇女绝经前后由于性激素减少而致的一系列躯体及精神心理症状，临床表现为月经失调，潮热，自汗，面红阵作，头晕心悸，夜寐不安，烦躁易怒，腰酸神疲，或血压升高，或情绪波动，或多疑善感等一系列症状。随着人类寿命的延长，本病的发病率逐渐上升，并且影响女性的日常生活及工作。

一、病因病机

本病属中医学“经断前后诸症”“脏躁”“年老血崩”等范畴。中医学认为，妇女年届七七经断之年，肾气渐衰，天癸欲竭，冲任二脉亏虚，精血不足，如素体阴虚，或因七情所伤，或因劳心过度，营阴暗耗，则真阴更亏，阳不潜藏，形成阴阳失调的病理现象。《素问·上古天真论》说：“女子六七，三阳脉衰于上……七七任脉虚，太冲脉衰少，天癸竭，地道不通，故形坏而无子也。”中医学认为，肾为五脏六腑之本，内藏元阴元阳，主藏精；精血，肝之根本，肝主藏血，为女子先天之本；心主血脉，为脏腑之主。生理上心肾水火既济，肝肾乙癸同源。若肾阴不足，必然影响心、肝等诸脏之功能。心、肾关系密切，均属少阴经脉，特别是在肾阴虚的影响下，则可出现髓海不

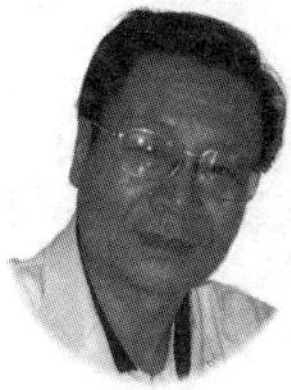

足，元神之府失常，神乱不易守舍，出现心神不安，阴阳平衡失调等错综复杂的证候。临床上，很多患者常常表现为情绪易激动或紧张，同时立刻发生颜面潮红、烘热、出虚汗等，发作越来越频繁。部分患者在开始发病时，常有因家庭、生活或工作等原因引起情志不快、精神紧张等诱发因素。肝主情志，心主神明，心肝两脏在调节精神和情志中起着十分关键的作用，肝属木、心属火，木火之情皆易升发，木郁生火，心火内藏，汗乃心之液，火盛则迫液外泄而出，故烘热汗出，且以头面部为主。心烦、心悸心慌、急躁易怒、失眠多梦等，均为心肝火旺，上扰神明所致。患者常处于一种兴奋状态，过后又觉疲劳，但神志清楚，思维逻辑均正常，只是不能自控。

二、辨治经验

方显明教授认为，更年期综合征由于肾气渐衰，肾精亏虚，天癸将竭，冲任脉虚。而肝肾同源，肾阴亏虚，肝血不足，水不涵木，血虚肝郁，导致脏腑气血紊乱，阴阳平衡失调。肾虚是发病之本，同时涉及心、肝、脾等脏及冲任二脉。肾阴不足、肝郁血虚、心火亢盛是本病的主要病因病机。治疗上从肾虚肝郁着手，以滋阴益肾、疏肝清热、养血安神为法，方用更年合剂。本方由酸枣仁汤、甘麦大枣汤、百合地黄汤加味而成。方由川芎 10g、酸枣仁 15g、茯苓 15g、知母 10g、百合 10g、生地黄 15g、丹参 10g、太子参 15g、浮小麦 20g、红枣 10g、合欢花 10g、炙甘草 6g 组成。方中酸枣仁汤养血安神，清热除烦；甘麦大枣汤养心安神，和中缓急；百合地黄汤养阴清热安神；合欢花疏肝解郁安神；丹参清心安神。诸药合用，共奏养阴清热、养血疏肝、清心除烦之功，能改善更年期妇女阴阳失衡、气血不足、心神失养所致潮热盗汗、心烦易怒、心悸失眠等症状，故对女性更年期综合征起到积极的治疗作用。

三、典型病例

何某，女，56岁。初诊日期：2009年10月28日。

主诉：心悸8月余。

现病史：患者自述近8个月来出现心悸，头晕乏力，烦躁易怒，失眠多梦，潮热汗出，手麻，口干口苦，舌质红，苔白，脉沉无力。

辨证：肝郁血虚，心火亢盛。

治法：疏肝清热，养血安神。

处方：更年合剂。

川芎6g，酸枣仁15g，茯苓15g，知母10g，百合10g，生地黄15g，丹参10g，太子参15g，浮小麦20g，红枣10g，合欢花10g，炙甘草6g。7剂，水煎服。

二诊：药后无心悸乏力，无头晕，夜寐改善，仍有失眠梦多，舌质淡红，苔白，脉沉无力。守方7剂，水煎服。

三诊：药后夜眠改善，时梦多，无心悸乏力，无头晕，舌质淡红，苔白，脉沉无力。守方7剂，水煎服。

按：方显明教授认为，更年期综合征肾虚是发病之本，同时涉及心、肝、脾等脏及冲任二脉。肾阴不足、肝

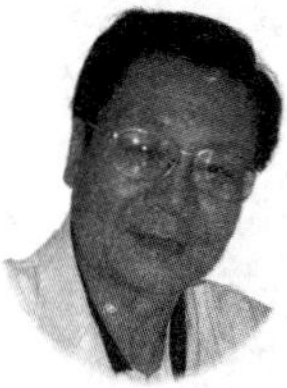

郁血虚、心火亢盛是其主要病因病机，治疗多从肾虚肝郁着手，以滋阴益肾、疏肝清热、养血安神为法，方用更年合剂。本方由酸枣仁汤、甘麦大枣汤、百合地黄汤加味而成，具有养阴清热、养血疏肝、清心除烦之功，能改善更年期妇女阴阳失衡、气血不足、心神失养所致潮热盗汗、心烦易怒、心悸失眠等症状，故对本病起到积极的治疗作用。

荨麻疹

荨麻疹是一种常见的由多种原因所致的皮肤、黏膜小血管反应性扩张及渗透性增加而产生的以局限性水肿反应为表现的瘙痒性过敏性皮肤病。中医称之为瘾疹，俗称风团、风疙瘩、风疹块等。本病具有发无定处、骤起骤落、瘙痒无度、退后不留痕迹、反复发作等特点。对于其病因病机，历代医家对此论述颇多。《素问·四时刺逆从论》云:“少阴有余，病皮痹瘾疹。”《金匮要略·中风历节病脉证并治》云:“邪气中经，则身痒而瘾疹。”《诸病源候论》云:“邪气客于皮肤，复逢风寒相折，则起风瘙瘾疹。”《证治准绳》云:“夫瘾疹者，由邪气客于皮肤，复遏风寒相搏，则为瘾疹；若赤疹者，由冷湿搏于肌中，风热结成赤疹，退热则极，若冷则瘥也；白疹者，由于风气搏于肌中，风冷结为白疹也，遇冷则极或风中亦极。得晴明则瘥，若厚暖亦瘥也。”

方师治疗荨麻疹积累了丰富的临床经验，且证治理论颇有新义。

一、辨治经验

1. 胃气通于卫，卫表不固，方用异功散

方师认为，胃气通于卫，脾胃健运，生化有源，卫气固实，外邪不可干。正如《灵枢·本脏》所云："卫气者，所以温分肉，充皮肤，肥腠理，司开阖者也。"《素问·刺法论》亦云："正气存内，邪不可干。"若在内脾胃虚弱，生化乏源，则卫气虚，卫表不固，不能固表，则风夹寒、热、湿之邪乘虚而入，蕴于肌肤，致使营卫失和而发病，故可见风疹隐隐，或红或白，骤起骤落。《素问·评热病论》云："邪之所凑，其气必虚。"治宜从调脾胃入手，方选五味异功散健脾理气。又无风不作痒，故方中加入荆芥、白芍、蝉蜕、苦参、防风、苏叶、蒲公英等清热祛风解表。

2. 血虚生风，方用生四物汤

《素问·痹论》云："荣者，水谷之精气也，和调于五脏，洒陈于六腑，乃能入于脉也，故循脉上下，贯五脏，络六腑也。"肝藏血，若血虚，则肝无以藏，"血虚生风"，风入肌肤而发病。症见风团色淡或与肤色相同，夜间好发，且反复发作，瘙痒不休，迁延不愈，可兼见头晕、精神疲惫、面色白、体倦肢乏、睡眠欠佳，舌质淡，苔薄，脉细弱或沉细。方师认为，此治应以养血为主，以达养血祛风止痒之效，方用生四物汤加味，药用当归、生地黄、白芍、

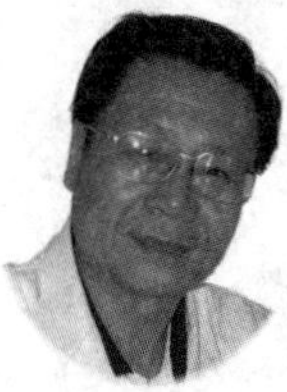

川芎、何首乌、白蒺藜、防风、苦参、蝉蜕等。

3. 诸痛痒疮，皆属于心，方用天王补心丹

皮肤瘙痒，中医学称之为“痒风”“痒症”“风瘙痒”。《黄帝内经》即有“诸痛痒疮，皆属于心”的记载。心主血脉，内灌五脏六腑，外濡四肢百骸、皮肉经筋，气血运行，无处不到。若心火重，则火毒郁脉而作痒；心阴血虚，则血虚生风而易生瘙痒，故无论血虚、血热之痒皆与心的虚实有关。治宜滋阴养血，宁心安神，使心阴血充足，心神安定，则痒自去，方师善用天王补心丹加减。

二、典型病例

病例 1：唐某，女，27 岁。初诊日期：2008 年 12 月 5 日。

主诉：皮肤瘙痒半年。

现病史：患者自述近半年来出现全身皮肤瘙痒，成片风疹，多在吹风后、夜间覆被及进食后易发作，每次发作持续 30 ～ 60 分钟不等，可自行消退，常伴有面部发热、发红，怕冷，平时易疲劳，乏力，大便烂、不成形，腹胀，纳差，经西医多次治疗无效而来求中医治疗。现症见：风团，无皮肤瘙痒，舌质红，苔黄，脉细数。

辨证：脾胃虚弱。

治法：健脾理气，祛风止痒。

处方：五味异功散加味。

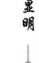

党参 15g，白术 10g，橘皮 6g，茯苓 12g，荆芥 10g，白芍 6g，蝉蜕 6g，苦参 10g，防风 10g，苏叶 10g，蒲公英

12g，大枣 8g，炙甘草 5g。7 剂，日 1 剂，水煎服。

二诊：药后皮肤瘙痒、风疹明显减轻，仍有面部发红，怕冷，口干欲饮，小便黄，大便调，舌质红，苔微黄，脉细缓。

处方：党参 15g，白术 10g，橘皮 6g，茯苓 12g，蝉蜕 6g，苦参 12g，防风 10g，苏叶 10g，山药 12g，石斛 10g，大枣 8g，炙甘草 5g。7 剂，日 1 剂，水煎服。

三诊：药后时有风疹瘙痒，二便调，舌淡红，舌尖红，苔薄黄，脉细弱。

处方：党参 15g，白术 10g，橘皮 6g，茯苓 12g，荆芥 6g，蝉蜕 6g，防风 10g，白芷 10g，当归 10g，白芍 15g，甘草 5g。7 剂，日 1 剂，水煎服。

随访近期偶有风疹瘙痒。

病例 2：潘某，女，50 岁。初诊日期：2011 年 3 月 25 日。

主诉：全身皮疹 10 年余。

现病史：患者自述全身皮肤出现皮疹 10 年余，尤以双手明显，畏寒，夜间加重，大便干结，2 ～ 3 天一次，寐欠佳，舌质淡红，苔薄白中偏厚，脉象右细弦、左沉细。曾在某西医院确诊为荨麻疹。

既往史：有支气管炎病史。

辨证：脾胃虚弱。

治法：健脾理气，祛风止痒。

处方：五味异功散加味。

党参 15g，白术 10g，橘皮 6g，茯苓 15g，荆芥 10g，

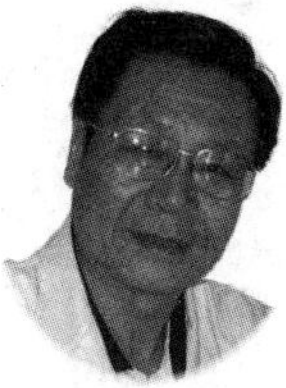

防风 10g，蝉蜕 6g，苦参 12g，红枣 10g，炙甘草 6g。4 剂，水煎服。

二诊：眼部及躯干的皮疹明显缓解，双上肢的皮疹仍较多，但较前减轻，畏风，大便 3 日一行，舌质淡红，苔薄白，脉沉细。

处方：党参 15g，白术 10g，橘皮 6g，茯苓 15g，白芍 15g，防风 10g，荆芥 10g，蝉蜕 6g，苦参 12g，黄芪 15g，甘草 6g。7 剂，水煎服。

三诊：患者自述服前方后痒感已除，停药 1 周后皮肤仍有瘙痒，搔后起疹，大便 3 日一行，无畏风，小便调，舌尖红，苔白，左脉细弦，右脉沉细。

处方：黄芪 15g，白术 10g，防风 10g，荆芥 10g，蝉蜕 6g，茯苓 15g，苦参 12g，红枣 10g，炙甘草 5g。7 剂，水煎服。

四诊：药后痒感已除，大便 2 日一行，无畏风，小便调，舌尖红，苔白，左脉细弦，右脉沉细。

处方：党参 15g，白术 10g，橘皮 6g，茯苓 15g，白芍 15g，防风 10g，荆芥 10g，蝉蜕 6g，苦参 12g，黄芪 15g，甘草 6g。7 剂，水煎服。

按：此二例皆为风疹脾胃虚弱之证，缘由患者素体脾胃虚弱，卫外不固，风邪侵袭，郁于肌肤腠理之间而发痒，郁久则化热而发为本病。治宜调脾胃入手，方选五味异功散健脾理气。又无风不作痒，故方中加入荆芥、白芍、蝉蜕、苦参、防风、苏叶、蒲公英等以清热祛风解表。

不寐

“不寐”即“失眠”，《黄帝内经》称为“目不瞑”“不得眠”“不得卧”，轻者入睡困难，或寐而不酣，或时寐时醒，或醒后难以复寐，重则彻夜不瞑。西医学神经官能症、更年期综合征、高血压病、脑动脉硬化及某些精神疾病所引起的睡眠障碍均属于本病范畴。方师治疗不寐积累了丰富的临床经验，且理论颇有新义。

一、辨治经验

1. 阴虚火旺，治当交通心肾

阴虚为患，是导致失眠比较多见的病机，或为心阴不足，或为心肾阴虚，尤其重视心肾阴虚的相互影响。心阴虚甚或病久，常累及于肾，以致心肾阴虚；或肾阴亏虚，不能滋养心阴，均可导致心肾阴虚。阴虚所致失眠，既有心神失于滋养，又有水不制火，阴虚火旺，虚火上扰于心，以致心神不宁。偏于心阴虚为主者，失眠多伴心烦，或有心悸，舌红，少苔，脉细或数；若伴见头晕目眩、腰膝酸软、手足心热、盗汗等症者，为心肾阴虚。临床上选用天王补心丹加减，药由党参、麦冬、当归、生地黄、柏子仁、酸枣仁、玄参、丹参、远志、天冬、茯神、炙甘草组方，滋阴养血，宁心安神。心肾阴虚火旺者，合黄连阿胶汤；

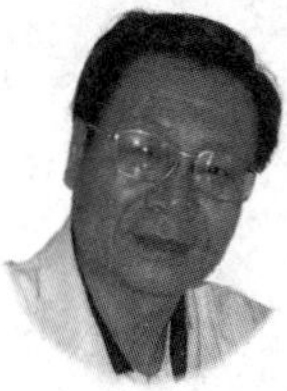

心肾不交者，合用交泰丸，“能交心肾于顷刻”。

2. 血失其和，治当养血化瘀

心主神在于血之营养，《素问·八正神明论》指出：“血气者，人之神……”《灵枢·平人绝谷》曰：“血脉和利，精神乃居。”若血失其和，则血不养神，常可导致失眠、多梦等病变。血虚而失眠，多由劳心过度，即所说的思虑过度，劳伤心脾；或由久病、失血而致血虚。《血证论·卧寐》指出：“心藏神，血虚火妄动，则神不安，烦而不寐。”临床出现失眠，或伴心烦、多梦、易醒、心悸、健忘、头晕目眩，舌淡，脉细；或血虚多兼心脾气虚，伴疲倦乏力、纳差、脉虚弱无力等症。若以血虚证候为主者，以四物汤合酸枣仁汤加减。证属心脾气血两虚者，用归脾汤加减。应用时应注意酌加养血之品，如何首乌、阿胶等，以增强养血安神之功；配用益气药物，在于健脾益气以生血，改善疲倦乏力等症状。久病入络，失眠病久，凡兼见瘀血之证，可在辨证用方中适加当归、丹参以活血。

3. 痰热内蕴，治当和胃降逆

过用辛热肥甘或嗜酒，可使痰热内蕴，上扰心神，以致心神不安而失眠。凡失眠而伴有心烦、头昏沉重，或胃脘满闷，舌红偏胖，舌苔黄腻，脉滑数者，则应从痰热辨析，治当清热化痰为主，多选用温胆汤为主方。方需适当重用竹茹，增强清热化痰作用；心烦热重者，酌加黄连或栀子清心除烦。《素问·逆调论》指出“胃不和则卧不安”，在清热化痰治疗的同时，应注意合用和胃降逆之法，调理脾胃功能。《灵枢·邪客》所载半夏汤可“决渎壅塞，经络大通，阴阳和得”，使胃气和降，痰热下行，有助于改善失眠状况，在痰热证的治疗过程中，应注意半夏的运用。

4. 辨证为基，注意安神

治疗失眠，既要强调辨证论治，灵活选方，又需注意安神药的合理配用，这是提高临床疗效的重要环节。安神药的功效特点各有不同，应注意合理选用。血虚失眠多选加酸枣仁、夜交藤、大枣等，补养心肝，养血安神，其中夜交藤应适当重用。阴虚失眠多选加柏子仁、百合、酸枣仁，滋养阴血不足以安神。痰热失眠在清化痰热的同时，多选加合欢皮、远志，或适当重用茯苓。情志不遂、心情抑郁而不寐者，加用合欢花或合欢皮，《神农本草经》言其“安五脏，和心志，令人欢乐忘忧”，是解郁安神的主要用药。凡失眠之实证，尤其是因于惊恐不安、肝阳上亢所致失眠，更应选用重镇安神药物，如生龙骨、生牡蛎、磁石等，并适当重用。

二、典型病例

病例1：肖某，女，55岁。初诊日期：2009年10月16日。

主诉：失眠半年。

现病史：患者近半年来夜眠差，难以入睡，时有胸闷、气短，头晕，梦多，曾服安神补脑液，症状时好时坏，纳食可，二便调，舌质红，苔少微黄，脉细弱。

辨证：心阴不足。

治法：滋阴养血，宁心安神。

处方：天王补心丹加减。

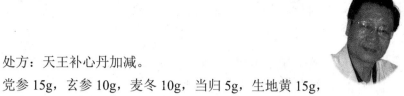

党参15g，玄参10g，麦冬10g，当归5g，生地黄15g，柏子仁15g，酸枣仁12g，丹参10g，夜交藤15g，五味子6g，茯神15g，炙甘草15g。7剂，水煎服。

二诊：药后症状稍缓，仍夜眠差，难以入睡，梦多，纳食可，二便调，舌质红，苔少，脉细弱。守前方加生龙骨20g，珍珠母30g。7剂，水煎服。

三诊：药后夜眠改善，可入睡，但仍易醒梦多，纳食可，二便调，舌质红，苔少，脉细弱。守二诊方7剂，水煎服。

四诊：夜眠改善，可入睡，夜梦减少，纳食可，二便调，舌质红，苔少，脉细。守方7剂，水煎服。

按：此乃不寐心阴不足证。阴虚是导致不寐比较常见的病机，或为心阴不足，或为心肾阴虚。本案患者失眠，时有胸闷、气短，头晕，舌红，少苔，为心阴不足的表现，故选用天王补心丹加减，以滋阴养血，宁心安神。

病例2：陆某，男，33岁。初诊日期：2009年6月10日。

主诉：失眠3年。

现病史：患者述近3年来出现夜间不能寐，多梦，伴有头晕，乏力，腰部不适，时有胸闷，无视物旋转，时有咳痰，纳可，二便调，舌质红，苔黄腻，脉弦滑。

辨证：痰热内扰。

治法：清热化痰，宁心安神。

处方：温胆汤加减。

竹茹10g，枳实10g，黄连6g，橘红6g，茯苓15g，法半夏10g，酸枣仁15g，龙骨15g，生牡蛎30g，炙甘草6g，红枣10g。7剂，水煎服。

二诊：药后夜寐改善，梦少，无头晕乏力，无胸闷，纳可，二便调，舌质红，苔白微黄，脉弦滑。守方7剂，水煎服。

三诊：药后夜寐明显改善，梦少，无头晕乏力，无胸闷，纳可，二便调，舌质淡红，苔白，脉弦滑。守方去黄连加合欢花10g，7剂，水煎服。

按：此乃不寐痰热内扰证，缘由情志不遂，胆失疏泄，气郁生痰，痰热内蕴，上扰心神，以致心神不安而失眠。治当清热化痰为主，选用温胆汤为主方，以清热化痰、宁心安神。患者失眠时间较长，故加用重镇安神药龙骨、牡蛎。

腰　痛

腰痛是指腰部感受外邪，或因劳伤，或由肾虚而引起气血运行失调，脉络绌急，腰府失养所致的以腰部一侧或两侧疼痛为主要症状的一类病证。

腰痛，古代文献中早有论述。《素问·脉要精微论》指出："腰者，肾之府，转摇不能，肾将惫矣。"说明了肾虚腰痛的特点。《素问·刺腰痛》认为腰痛主要属于足六经之病，并分别阐述了足三阳、足三阴及奇经八脉经络病变时发生腰痛的特征和相应的针灸治疗方法。《黄帝内经》在其他篇章中还分别叙述了腰痛的性质、部位与范围，并提出

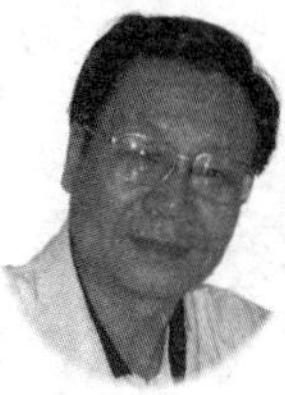

病因以虚、寒、湿为主。《金匮要略》已开始对腰痛进行辨证论治，创肾虚腰痛用肾气丸、寒湿腰痛用干姜苓术汤治疗，两方一直为后世所重视。《诸病源候论》在病因学上，充实了“坠堕伤腰”“劳损于肾”等病因，分类上分为“卒腰痛候”与“久腰痛候”。金元时期，对腰痛的认识已经比较深入，如《丹溪心法》指出腰痛病因有“湿热、肾虚、瘀血、挫闪、痰积”，并强调肾虚的重要作用。清代对腰痛病因病机和证治规律已有系统的认识和丰富的临床经验。《七松岩集·腰痛》指出：“然痛有虚实之分，所谓虚者，是两肾之精神气血虚也，凡言虚证，皆两肾自病耳。所谓实者，非肾家自实，是两腰经络血脉之中，为风寒湿之所侵，闪肭挫气之所碍，腰内空腔之中，为湿痰、瘀血凝滞不通而为痛，当依据脉证辨悉而分治之。”对腰痛常见病因和分型进行了概括。《证治汇补·腰痛》指出：“唯补肾为先，而后随邪之所见者以施治，标急则治标，本急则治本，初痛宜疏邪滞，理经隧，久痛宜补真元，养血气。”这种分清标本先后缓急的治疗原则，对临床很有意义。

一、辨治经验

方师在治疗腰痛方面，继承了先贤的经验，也有自己的见解。他认为，腰痛主要责之肝肾。腰为肾之府，人之躯干全靠腰部支撑，腰部由椎骨及筋肉组成，内藏肾府，人之腰部受邪，主要先袭筋肉及椎骨，此两者，皆由肝肾所主，故腰痛以补肝益肾为主。此为辨证治则。

本病的治法、遣方用药亦有讲究，药当以辛温为主。

《素问·脏气法时论》云："肝苦急，急食甘以缓之……用辛补之，酸泻之。"又云："肾苦燥，急食辛以润之，开腠理，致津液，通气也。"辛药可以使筋肉坚，束骨有力，则腰痛可愈。方师在先贤独活寄生汤的基础上加以改进治疗腰痛，屡用屡效。方用独活、桑寄生祛风除湿，养血和营，活络通痹，为主药。牛膝、杜仲、熟地黄补益肝肾，强壮筋骨，为辅药。川芎、当归、芍药补血活血；党参、甘草益气扶脾，均为佐药，使气血旺盛，有助于祛除风湿；又佐以细辛搜风治风痹、肉桂祛寒止痛。秦艽、防风为使，以祛周身风寒湿邪。方中多以辛温药为主，是为标本兼顾，扶正祛邪之剂。久病时，再酌加肉苁蓉、补骨脂之类，以加强补肾壮骨之效。

二、典型病例

病例1：叶某，男，52岁。初诊日期：2009年5月5日。

主诉：腰痛1个月。

现病史：患者自述近1个月来出现腰痛酸软，双膝酸痛，乏力，耳鸣，纳寐可，二便调，舌质暗红，苔少，脉沉弦。

辨证：肾虚夹血瘀。

治法：补肾活血止痛。

处方：腰痛合剂。

桃仁10g，红花10g，川芎6g，赤芍15g，当归10g，狗脊10g，独活10g，桑寄生15g，乳香6g，牛膝12g，熟地黄12g，甘草5g。7剂，日1剂，水煎服。

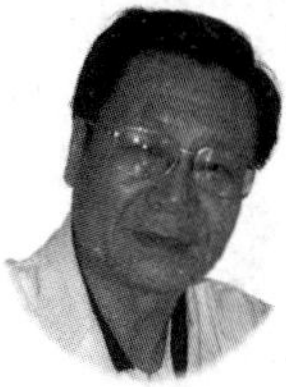

二诊：药后腰痛酸软、双膝酸痛、乏力、耳鸣均明显减轻，纳寐可，二便调，舌质暗红，苔少，脉沉弦。守方7剂，日1剂，水煎服。

三诊：药后腰痛酸软、双膝酸痛已除，时有乏力、耳鸣，纳寐可，二便调，舌质红，苔少，脉弦细。

处方：枸杞子10g，菊花10g，熟地黄12g，山茱萸10g，牡丹皮6g，山药12g，茯苓15g，泽泻10g，桃仁10g，红花10g。7剂，日1剂，水煎服。

按：此乃腰痛肾虚夹血瘀之证，缘由患者素体不足，肾精亏损，无以濡养腰府筋脉，加之气血运行不畅，腰部气机壅滞，血络瘀阻而生腰痛。治以补肾活血止痛为法，方用腰痛合剂。腰痛合剂为方师经验方，方中以桃红四物汤为活血止痛基础方，加用狗脊、独活、桑寄生、牛膝补肝肾，强腰膝，祛风止痛。急则治其标，缓则治其本，二诊后疼痛缓解，则以杞菊地黄汤加味补肝肾善其后。

病例2：唐某，男，86岁。初诊时间：2011年7月20日。

主诉：反复双膝、颈腰部疼痛1年余。

现病史：患者近1年多来双膝、腰部、颈肩部胀痛，活动时或遇寒则症状加重，休息后可略缓解，四肢不自主震颤，以右手明显，紧张时震颤加重，伴乏力，行走不稳，略口干，无头晕、头痛，无四肢抽搐，无胸闷、胸痛，无明显多饮、多尿、多食易饥，纳寐尚可，小便频难解，大便干结，舌质暗淡，苔薄黄，脉沉细。

既往史：有高血压病20余年，平素最高收缩压为180mmHg，服用硝苯地平，血压控制尚可；有2型糖尿病

2 年，平素以调整饮食治疗；有冠心病史；有前列腺增生症病史。

辨证：肝肾不足，风湿痹阻。

治法：补肝肾，祛风湿。

处方：独活寄生汤加减。

独活 10g，桑寄生 20g，秦艽 10g，防风 8g，细辛 3g，当归 10g，川芎 8g，生地黄 20g，白芍 10g，肉桂 4g，茯苓 15g，杜仲 10g，牛膝 15g，党参 10g，甘草 6g。5 剂，日 1 剂，水煎温服，每日 2 次。

二诊：药后双膝、腰部胀痛减轻，然肩颈部仍感胀痛，活动时加重，舌脉如前。药后症减，治疗有效，独活寄生汤重在治疗腰腿疾患，现患者仍有肩颈胀痛，故去秦艽、防风，加用羌活 8g、葛根 10g。5 剂，煎服同前。

三诊：症状皆有减轻，然遇寒仍有发作，舌脉如前。患者症状缓解，祛风湿效果显著，然患者年老体衰，肝肾不足，非旬日可复，治宜长久，故善后应用六味地黄汤加杜仲治疗，以应“肝苦急，急食甘以缓之，以辛补之，以酸泻之”之义。

治疗月余，患者症状大多消除，四肢颤动亦减轻。

按：本例乃腰痛与痹证兼病，为肝肾不足、风湿痹阻所致。缘由老年患者正气不足，又感受风寒湿邪，阻滞经络，痹阻气血，引起肌肉、筋骨、关节等部位酸痛、麻木、重着、肿胀。其辨证治疗应分清虚实及病邪的偏胜，尤其老年患者应顾及正气的强弱。本案患者病机为邪气阻滞，兼有肝肾不足，故以祛邪活络、缓急止痛为治疗大法，补

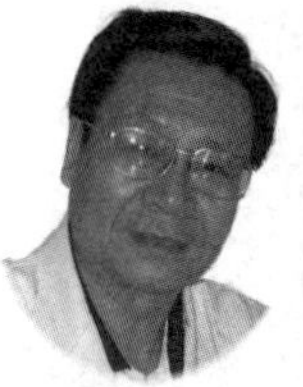

益肝肾亦不可少。本案因虚实兼顾，标本并治，故收到事半功倍的效果。

老年淋证

淋证是指因饮食劳倦、湿热侵袭而致的以肾虚、膀胱湿热、气化失司为主要病机，以小便频急、滴沥不尽、尿道涩痛、小腹拘急、痛引腰腹为主要临床表现的一类病证。西医学的泌尿系感染、泌尿系结石、泌尿系肿瘤、乳糜尿等，当临床表现为淋证时皆可以按照本病来辨证治疗。

淋证是老年患者的常见病，西医治疗效果不佳，有些患者出现多种抗生素耐药，遂应用中药治疗。方显明教授在治疗老年淋证患者时，抓住老年人的普遍特点，又结合个体进行辨证，治疗取得良好的效果。

一、病机特点

1. 肾虚为本

淋之名称，始见于《黄帝内经》。《素问·六元正纪大论》称为“淋闷”，并有“甚则淋”“其病淋”等记载。《金匮要略·五脏风寒积聚病脉证并治》称“淋秘”，并指出淋秘为“热在下焦”。《金匮要略·消渴小便不利淋病脉证并治》描述了淋证的症状，其曰：“淋之为病，小便如粟状，小腹弦急，痛引脐中。”巢元方《诸病源候论·淋病诸候》对本病的病机做了详细的论述，并将本病的病位及发病机理进行了高度明确的概括，其曰：“诸淋者，由肾虚而膀胱热故也。”巢氏这种以肾虚为本，以膀胱热为标的病机理论为后世所宗。这也是老年淋证患者的一大特点。

2. 久病或久服寒凉亦致淋

《景岳全书·淋浊》在认同“淋之初病，则无不由乎热剧”的同时，提出“久服寒凉”“淋久不止”有“中气下陷和命门不固之证”，并提出治疗时“凡热者宜清，涩者宜利，下陷者宜升提，虚者宜补，阳气不固者温补命门”，对淋证病因病机的认识更为全面，治疗方法也较为完善。这是老年淋证患者的又一特点。

3. 虚实并见

“诸淋者，由肾虚而膀胱热故也”。淋证的病位在肾与膀胱，且与肝脾有关。其病机主要是肾虚、膀胱湿热，气化失司。肾与膀胱相表里，肾气的盛衰直接影响膀胱的气化与开阖。淋证日久不愈，热伤阴，湿伤阳，易致肾虚；肾虚日久，湿热秽浊邪毒容易侵入膀胱，引起淋证的反复发作。因此，肾虚与膀胱湿热在淋证的发生、发展及病机转化中具有重要的意义。淋证有虚有实，初病多实，久病多虚，初病体弱及久病患者，亦可虚实并见。实证多在膀胱和肝，虚证多在肾和脾。

二、辨证要点

1. 辨明淋证类别

由于老年淋证和青壮年淋证有不同的病机，其演变规律和治法也不尽相同，在此需要辨明淋证类别。青壮年患

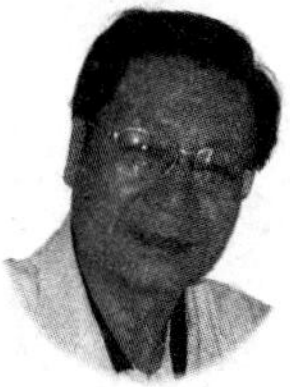

者常起病急，发热、小便热赤、尿时热痛、小便频急等症状明显，每日小便可达数十次，但每次尿量少；而老年患者常症状不明显，或只感觉小腹胀满，小便艰涩疼痛不明显，尿后余沥不尽，或小便浑浊如米泔，或滑腻如脂膏，小便淋沥不已，时作时止，遇劳即发。

2. 辨虚实

在区别老年淋证患者的证型时，一定要辨识证候的虚实。由于老年患者的病机特点为易肾虚，久病或久服寒凉，虚实错杂，故老年患者一般而言虚证较多，只有少数先天禀赋强者可能会出现像青壮年患者那样的实证。许多患者因为症状不明显，发病日久也不被发现，就出现淋久不愈，尿路疼痛轻微，只有肾气不足、脾气虚弱的表现，遇劳即发，多属虚证。而且气淋、血淋、膏淋皆有虚、实及虚实并见之证；石淋日久，伤及正气，阴血亏耗，亦可表现为正虚邪实之证。

3. 辨标本缓急

对于老年淋证患者，因为虚实并存，故辨证上应区别标本缓急。一般本着正气为本、邪气为标，病因为本、证候为标，旧病为本、新病为标等标本关系，进行分析判断。

三、用药特点

实则清利，虚则补益，是治疗淋证的基本原则。老年患者在淋证治疗时，当清则清，当补则补。所以，徐灵胎评《临证指南医案·淋浊》时指出："治淋之法，有通有塞，要当分别，有瘀血积塞住溺管者，宜先通，无瘀积而虚滑者，宜峻补。”如气淋，虚证宜补中益气加减，若兼血虚肾亏者，可用八珍汤倍茯苓加杜仲、枸杞子、怀牛膝，以益气养血、脾肾双补。而血淋实证宜清热通淋，凉血止血；虚证宜滋阴清热，补虚止血。方药实证用小蓟饮子加减，虚证用知柏地黄丸加减。膏淋实证宜清热利湿，分清泄浊；虚证宜补虚固涩。方药实证用程氏萆薢分清饮加减，虚证用膏淋汤加减。若脾肾两虚，中气下陷，肾失固涩者，可用补中益气汤合七味都气丸益气升陷、滋肾固涩。劳淋治以健脾益肾，方药以无比山药丸加减。如中气虚可与补中益气汤同用，以益气升陷；若肾阴亏虚，症见面色潮红、五心烦热、舌红少苔、脉细数者，可与知柏地黄丸同用，以滋阴降火；若肾阳虚衰，症见面色少华、畏寒怯冷、四肢欠温、舌淡、苔薄白、脉沉细者，可合右归丸以温补肾阳。

四、典型病例

田某，女，58岁。初诊日期：2009年8月21日。

主诉：尿频余沥不尽半年。

现病史：患者述近半年来出现尿频余沥不尽，以夜间尤甚，时有尿急，不能控制，遗尿，伴有头晕、乏力，无尿痛，无发热恶寒，夜寐欠佳，纳可，舌质淡胖，苔白，尺脉弱。

辨证：肾气亏虚。

治法：补肾化气，固泉缩尿。

处方：肾气丸合缩泉丸加减。

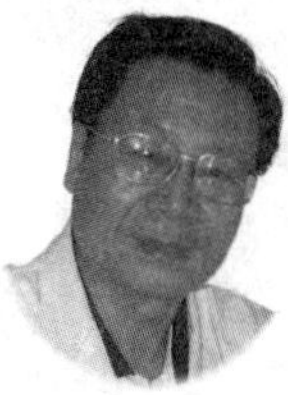

熟地黄15g，山药15g，山茱萸10g，泽泻10g，茯苓15g，牡丹皮6g，桂枝10g，附子6g，乌药10g，益智仁10g，黄芪15g。7剂，日1剂，水煎服。

二诊：药后夜尿稍减，时有尿急，不能控制，遗尿，无尿痛，无发热恶寒，夜寐欠佳，纳可，舌质淡胖，苔白，尺脉弱。守方7剂，日1剂，水煎服。睡前艾灸关元穴20～30分钟。

三诊：药后夜尿减，尿能控制，无遗尿，无尿痛，无发热恶寒，夜寐好转，纳可，舌质淡，苔白，尺脉弱。效不更方，守方治疗。

按：本例属淋证之肾气亏虚证，与肾、膀胱密切相关。肾主水、司二便，尿液的生成和排泄需要肾中精气的蒸腾气化作用，肾与膀胱通过经脉互为络属，构成表里关系。膀胱的贮尿和排泄功能，全赖于肾的气化功能，肾气充沛，则固摄有权，膀胱开阖有度，从而维持水液的正常代谢；肾气不足，气化失常，固摄无权，则膀胱之开阖失度，出现小便不利、尿急、尿频、尿失禁、夜尿多等情况。肾气丸见于《金匮要略》，由生地黄、山药、山茱萸、泽泻、茯苓、牡丹皮、桂枝、附子组成，具有温补肾阳、振奋阳气之功效。张山雷谓："方名肾气，所重者在一气字。全为肾气不充，不能鼓舞真阳，而小水不利者设法。"缩泉丸见于《魏氏家藏方》，由乌药、益智仁组成，具有补肾缩尿、固脱止遗之功。《医方考》云："脬气者，太阳膀胱之气也。脬气虚，小便频数，遗尿不止者，此方主之。脬气复其元，则禁锢复其常矣。"两方合用，则补肾化气，固涩缩泉，对尿急、尿频、小便清长、遗尿等有明显改善作用。

胃　痛

胃痛是由于胃气阻滞，胃络瘀阻，胃失所养，不通则痛导致的以上腹胃脘部发生疼痛为主症的一种脾胃肠病证。胃痛又称胃脘痛，是各种慢性胃、十二指肠疾病之总称，包括食道炎、胃溃疡、十二指肠球部溃疡、慢性胃炎、十二指肠憩室、胃癌等，是临床常见的上消化道疾病。其发病率高，易治但易复发，难以根治。方师根据多年临床经验，辨治慢性胃病有独到心得。

一、辨治经验

1. 须明脾胃生理病理

脾与胃互为表里，脾为脏属阴，胃为腑属阳。脾喜燥恶湿，胃喜润恶燥，燥湿相济，以维持中焦的和谐环境。脾胃为中焦气机升降之所，脾主运化、升清，胃主受纳、降浊。脾气宜升，以升为用，胃气宜降，以降为顺，升降相因，共同维持饮食物的消化、吸收与排泄。

脾脏藏精而不泻，易损而致虚（运化无权，气血乏源）；胃腑泻实而不藏，易伤而致实（气失和降，邪气壅实）；脾为阴土，以阳气为本，脾气损则生寒（运化无力，寒湿内生）；胃为阳土，以阴津为本，胃阴伤则生热（津少阴亏，虚热内生）。

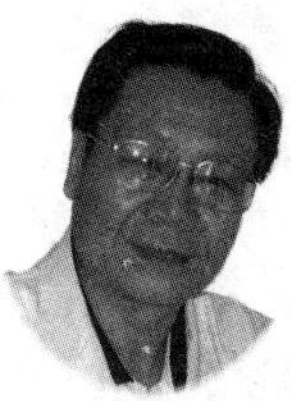

2. 须明胃病病机演变

（1）外邪所伤（寒邪、热邪及药物毒性），脾胃受损，寒凝气滞，热壅血瘀，络脉不畅，不通则痛。正如《素问·举痛论》所说：“寒气客于肠胃之间，膜原之下，血不得散，小络急引，故痛。”

（2）饮食不节，暴饮暴食，损伤脾胃，饮食停滞，或五味过极，辛辣无度，或恣食肥甘厚味，或饮酒如浆，则伤脾碍胃，蕴湿生热，胃中郁热，则伤气、伤阴、伤络，以致脾胃气虚、阴虚及瘀血阻滞，久病脾胃受损，均可引起脾胃气虚，中焦虚寒，致使胃失温养，发生胃痛。《素问·痹论》曰：“饮食自倍，肠胃乃伤。”《医学正传·胃脘痛》曰：“初致病之由，多因纵恣口腹，喜好辛酸，恣饮热酒煎煿，复餐寒凉生冷，朝伤暮损，日积月深……故胃脘疼痛。”

（3）忧思恼怒，情志不遂，肝失疏泄，肝郁气滞，肝郁日久，又可化火生热，邪热犯胃，或久病脾胃受损，脾胃气虚，中焦虚寒，致使胃失温养，发生胃痛。《杂病源流犀烛·胃病源流》谓：“胃痛，邪干胃脘病也……唯肝气相乘为尤甚，以木性暴，且正克也。”

3. 须辨胃病证型虚实

实证：气滞、食滞、湿滞、痰结、郁热、寒凝、瘀血。

虚证：阴虚、气虚、阳虚。

虚实夹杂证：虚、实两者兼而有之。

4. 须知遣方用药要务

（1）当辨脾胃之寒热虚实、有邪与无邪、在脾与在胃、在气与在血，寒者温之，热者寒之（温中以清热），有邪者祛之，无邪者补之，在脾者补之运之，在胃者和之降之，在气者调之，在血者理之，此其要务之一也。

（2）谨守“以通为用”治疗大法，以调畅气机为主，脾胃调和，则中焦气机之升降自如，此乃要务之二。

（3）用药宜不偏不倚，当以“二十四字诀”为鉴，即“燥湿相济、寒温并投、虚实兼顾、升降相宜、气血调和、以平为期”。

（4）须遵循先贤告诫:《景岳全书·心腹痛》曰:“痛证有寒热，误认之则为害不小。盖三焦痛证，因寒者常居八九，因热者十唯一二。”

二、典型病例

病例1：钱某，女，60岁。初诊日期：2008年12月5日。

主诉：反复胃脘不适1年。

现病史：患者自述1年前起反复出现胃脘不适，时有腹痛，嗳气反酸，平时口淡，纳差，大便烂，进食生冷食物易腹泻，面色无华，小便调，舌淡，有齿痕，苔黄白相兼，脉沉细。

辨证：脾胃虚弱。

治法：益气健脾，行气和胃。

处方：胃痛灵合剂。

党参15g，白术15g，橘皮6g，砂仁6g，茯苓15g，法半夏10g，佛手10g，白芍15g，炙甘草6g，瓦楞子15g，

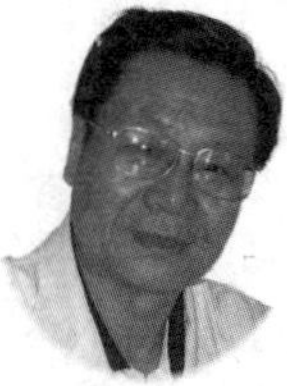

木香6g（后下），蒲公英12g。7剂，日1剂，水煎服。

二诊：药后胃脘不适明显减轻，时有反酸嗳气，口淡减，纳食好转，大便烂，舌质淡，苔黄白相兼，脉沉弱。仍以脾胃虚弱为主，效不更方，守方7剂，日1剂，水煎服。

三诊：药后胃脘不适已除，偶有反酸嗳气，口淡减，纳食增，大便烂，舌质淡，苔白，脉沉弱。守方7剂，日1剂，水煎服。

按：此乃胃痛脾胃虚弱之证，若素体不足，或劳倦过度，或饮食所伤，或过服寒凉药物，或久病脾胃受损，均可引起脾胃虚弱，脾失运化升清，胃失和降而发生胃痛。脾气主升，胃气主降，胃之受纳腐熟赖脾之运化升清，故胃病常累及于脾，脾病常累及于胃。治以益气健脾、行气和胃为法，方用胃痛灵合剂。《临证指南医案·胃脘痛》说："胃痛久而屡发，必有凝痰聚瘀。"因此，方中以香砂六君子汤益气健脾和胃，为主方；白芍、炙甘草合用，取芍药甘草汤之意以缓急止痛；瓦楞子、佛手行气制酸；蒲公英其性清凉而不伤胃，治一切疔疮、痈疡、红肿热毒诸证，因而方中必不可缺此。胃痛灵合剂为方师经验方，用于治疗脾胃虚弱之慢性胃炎、胃窦炎疗效显著。

病例2：农某，男，22岁。初诊日期：2009年8月25日。

主诉：胃脘部疼痛月余。

现病史：患者自述近1个月来出现胃脘部疼痛，疼痛为隐痛，进食后疼痛稍甚，时有恶心，无呕吐，大便时溏，小便可，舌淡红、中稍暗、有裂纹、水滑，苔黄腻，脉弦细。

辨证：脾虚食滞。

治法：健脾理气，化湿止痛。

处方：参苓白术散加减。

党参15g，白术10g，橘皮6g，茯苓15g，砂仁5g，白芍15g，佛手10g，瓦楞子15g，木香6g（后下），法半夏10g，炙甘草6g，蒲公英12g。日1剂，水煎服。

二诊：药后胃脘部隐痛已除，大便仍溏，舌脉如前。效不更方，前方加藿香10g、黄连3g，日1剂，水煎服。

三诊：药后诸症已除，咽部辛辣感，舌苔仍稍白腻。湿性黏腻，不易祛除，继以化湿治疗。玄麦甘桔汤合二陈汤加减治疗。

处方：玄参10g，麦冬10g，甘草6g，桔梗8g，橘皮6g，法半夏10g，茯苓15g，党参15g。日1剂，水煎服。

调理数日，诸症皆除。

按：本例乃胃痛脾虚食滞证。此患者年轻，工作繁忙，饮食饥饱无常，加之贪凉饮冷，损伤中焦脾胃，引起脾胃虚弱，中焦虚寒，胃失温养，则发生胃脘痛，脾胃受伤，进食尤甚。方师认为，舌苔水滑，以寒湿为主，现苔黄腻，则夹有食滞，气郁而化热，故仍以温药和之。

病例3：李某，女，70岁。初诊日期：2009年1月16日。

主诉：上腹疼痛反复发作10余年。

现病史：患者述上腹反复疼痛已有10多年，但发病初期情况记忆不清，大概为不节饮食引起，初期治疗不当，而致病情迁延，后经西医检查，诊断为慢性胃炎，服药后症状有所缓解，然总不能痊愈，故来诊。现可见上腹疼痛，

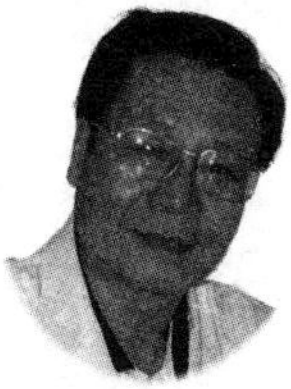

纳食可，易饥，二便可，腹痛时按之舒适，舌淡，苔薄微黄，脉弦尺弱。另患者时有头晕头痛。

辨证：肝胃不和。

治法：疏肝健胃。

处方：异功散加味。

橘皮6g，党参15g，白术10g，茯苓15g，炙甘草6g，柴胡12g，枳实10g，白芍10g，乌贼骨12g，佛手10g，蒲公英10g。日1剂，水煎服。

二诊：药后症减，现空腹时仍有不适，二便可，舌淡红，苔薄白，脉弦。药后中焦之气渐复，肝之疏泄功能正常，则诸症消除。初诊方去蒲公英加石斛10g，6剂，日1剂，水煎服。

三诊：药后已无不适，然其饮食不当、饿时仍感腹痛，余同前。以初诊时方去蒲公英。6剂，日1剂，水煎服。

四诊：药后无不适，故应调饮食，并健中焦之气。初诊方去蒲公英，减白芍用量，服月余。

按：本例为老年患者，中焦脾胃功能虚弱，如有饮食不节，则脾胃功能易伤，出现腹痛、纳差、泛酸等症，在治疗时，不宜一味健脾和胃，亦要考虑肝之疏泄功能。脾胃之气的运行需肝之疏泄功能，疏泄太过则克脾，则见腹痛喜按，故当标本兼顾，疏肝健胃为治。脾胃疾患，不期数日之功，需行持久之治，以期脾胃功能恢复。

病例4：陈某，男，58岁。初诊日期：2009年1月20日。

主诉：胃脘痛1天。

现病史：患者前日晚餐饮少量白酒后，于当晚11时许胃脘部突然阵发性绞痛，向右胁放散，伴嗳气泛酸，口苦口干，喜手按压，面青肢冷，身微出汗，饮热开水疼痛可缓解。次日即到某医院门诊就医，拟诊为肝火犯胃型胃痛，予龙胆泻肝汤治疗。服药1剂后，胃痛加重，伴脘腹作胀，嗳气频作，纳呆，恶心，泛吐清涎，大便不畅，遂自行停药而前来方师处求治。检查：急性痛苦病容，面带青色，腹软，剑突下及偏右处深压痛，墨菲征阴性，肝脾未触及。舌质红润，苔淡黄、厚腻，脉象弦紧而数。

既往史：有十二指肠球部溃疡病史近30年。

辨证：中焦虚寒，内夹湿热。

治法：温中散寒，行气化湿，和胃止痛。

处方：吴茱萸汤加味。

吴茱萸5g，党参15g，川黄连5g，生姜5g，茯苓15g，大枣10g，白豆蔻5g，法半夏10g，炙甘草5g。2剂，日1剂，水煎服。

二诊：药后患者胃痛大减，效不更方，续服药3剂。

三诊：药后患者胃痛、嗳气等症悉除，饮食正常，二便自调。遂以香砂六君子丸调养善后。

按：患者胃脘部疼痛反复发作，伴嗳气泛酸，诊为胃痛无疑。胃痛有寒热虚实之分，寒痛者，胃痛暴作，恶寒喜暖，此例疼痛性质与之相符；热痛者，痛势急迫，胃脘灼热喜冷，此例疼痛性质与之不符。口苦口干，舌红，苔厚腻而黄，脉弦数，为肝火偏旺，内夹湿热之征，属热；痛缓而喜按者属虚，痛急而拒按者属实，此例虽疼痛暴作，但喜手按压，属虚。胃痛伴泛吐清涎，面青肢冷，热饮后

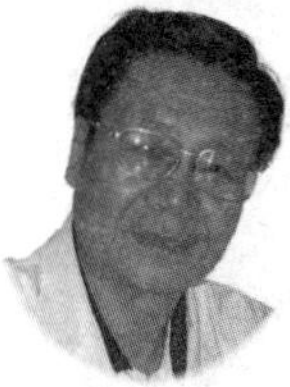

痛缓，舌润，为中寒内盛之候。紧脉与数脉同见，乃阳热为寒邪所束之象。观其脉证，此病虚寒为本，湿热为标，属寒热错杂之证。因久病不愈，中虚生寒，复加酒食所伤，更损脾胃，入夜阴寒偏盛，同气相引，寒凝气滞，故胃痛暴作。其辨治失误原因：①没有抓住胃痛之辨证要点，把寒痛当热痛。②对寒热错杂证候主次不辨，将次症作主症。③遣方用药失之偏颇，治标不治本，以致误用苦寒，戕伐胃气，胃虚气逆，气失和降，因而胃痛加剧。今改以吴茱萸汤治疗，方中吴茱萸温中祛寒，下气降逆；党参、茯苓、大枣、炙甘草补虚益胃；生姜、法半夏、白豆蔻温中散寒，行气化湿；佐以少许黄连清化湿热。诸药配伍，以达温中散寒、行气化湿、和胃止痛之目的，故能收到较好的疗效。前后所用两方，温清主次有别，疗效相去甚远，故诊治疾病当谨守“观其脉证，知犯何逆，随证治之”的辨证思想，方能准确无误。

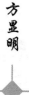

诊余漫话

心脏的中医学认识之探析

中医学的形成是古代医学家不断总结吸取当时医学、社会科学、自然科学及人文科学的成果。几千年来，中医学在不断发展，取得了很大的成就，但是由于社会制度及特有文化背景的影响，中医学的发展很不平衡，重视临床，忽略了最基础的东西，导致现在学习中医的学生及临床中医师也都忽略了这些基础知识。其中最基础的解剖学，现在大家的共识是中医解剖学很落后，或者不承认中医有解剖学。其实通过文献典籍的研究可以看出，在古代，解剖学是很先进的。

1. 从文字起源看心脏的解剖

中医脏腑形成之初，应是解剖概念。通过对早期文字的研究，可以证明这一点。“心”字是五脏六腑的文字中唯一一个象形字。从字形起源看，甲骨文的“心”字即是，金文“心”字之形，不仅表现出解剖器官心脏的外形，而且表现出内部的结构，心房与心室在字形上明确可见。其他的如“肝”“脾”“肺”“肾”等，全都是形声字，就是说，心字的起源要比其他几个脏器的文字要早。从文字上看，古人是看到心脏的实体才创造出“心”这个字的。由此也可以看出，中医学脏腑概念最初即建立在解剖观察的基础上，而非凭空猜想。《说文解字》中对“心”的解释

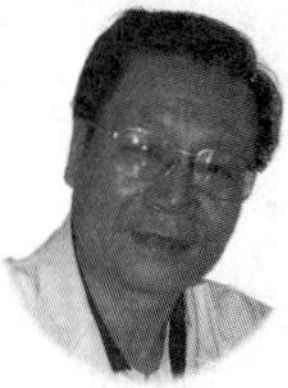

如下："人心，土脏，在身之中，象形，博士说以为火脏。凡心之属皆从心。息林切。"古人语言简洁，但是基本说明了心的基本信息，毕竟《说文解字》不是专业的医学专著，只是一部字典，即使现代字典，对心脏的解释也不过区区数百字，但是中医药教材对心脏解剖阐述的篇幅却很大。我们要了解的就是从文字角度看，古人对人体的解剖在当时已经很详细了。

2. 从中医经典看心脏的解剖

自《黄帝内经》开始，古代医家研究脏腑的方法发生了深刻的转化：由静态解剖转向动态观察；打开腹腔，直视脏腑。古人通过解剖获悉体内脏器大体位置及形状，对其功能特点也有一定认识，并在此基础上完成了脏器命名，确立了脏腑的概念。从中医学的实际发展来看，更重要的是，这种脏腑概念为后世归纳整理脏腑学说提供了理论依据。心的位置，《难经·三十二难》说得比较清楚："心肺独在膈上。"膈，膈膜，指的是人体分隔胸腹腔的横膈组织，也就是现代西医学所说的膈肌，古人了解到心脏、肺脏均在横膈之上。林佩琴在《类证治裁》中说："心当歧骨陷处，居胸膈下，胃脘上。"这又指出胸膈和膈的不同。从以上文字看，胸膈指的是现代西医学讲的纵隔，从现代解剖看，人体心脏的位置在胸腔纵隔的中下部，故古人说居"居纵隔下"。所谓"歧骨"，《外台秘要》卷十三云："可从胸前两歧骨下量取一寸，即当鸠尾。"指的是左右两肋弓与胸骨体相连所形成的胸骨下角处，更进一步指出心脏的位置。从临床上看，在此位置也可以触及心脏的搏动。《经络全书·常经篇》中记载心脏“居肺下膈上，附着于脊之第五椎”，“心当五椎之下”。这些描述与现代解剖学的描述很相近。

3. 心脏的解剖影响其外在表现

中医学之解剖不是仅仅停留在简单的解剖层面，其一大进步就是由解剖而衍生出的详尽的功能表现。那么，古人是怎么建立解剖和功能之间的联系呢？不进行解剖探查，保持人之完整活体，能否得知内脏之功能呢？如果能，应运用什么方法呢？《灵枢》中有这么一段话：“脏腑之在胸胁腹里之内也，若匣匮之藏禁器也，各有次舍，异名而同处，一域之中，其气各异。”中医学理论中说“心主血”，其实古人在解剖时应该是看到“心象尖圆，形如莲心，其中有窍”。这不仅说明了其形态，还说明其中空结构，其功能就是运血的。心主血脉，其中心主血是指心主宰血液循环，推动血液运行；心主脉是指心有营养血管运动的功能，使血液能正常地运行于脉道之中。由于血液在运行的过程中，心和脉是相互协调的，故又可以说“心主身之血脉”。

中医学认为“心藏神”，其实是心为“神”的运动提供了物质基础，提供了其功能场所。以下的论述就说明了这点。《灵枢·营卫生会》说：“血者，神气也。”《素问·六节藏象论》说：“津液相成，神乃自生。”《灵枢·天年》云：“失神者死，得神者生。”亦云：“何者为神？岐伯曰：血气已和，荣卫已通，五脏已成，神气舍心，魂魄必具，乃成为人。”心主血脉，血液充足，在脉管中运行正常，神气才能外现，才会出现神采飞扬的表现。另外，中医学理论认

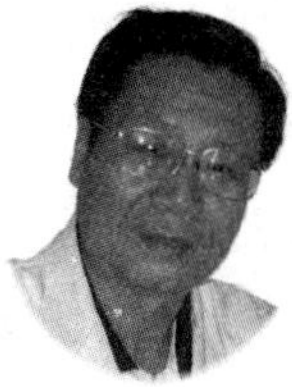

为心不仅对形体起支配、统帅、决定的作用，同时也是精神活动变化的一个重要的主宰场所。如《素问·六节藏象论》云："心者，生之本，神之变也。"传统理论认为，心是精神活动的场所、思维的器官，笔者认为，这是曲解《黄帝内经》对心和神的关系的论述。心对神的主宰作用都体现在心为神提供的物质基础上。如《灵枢·邪客》云："心者，五脏六腑之大主也，精神之所舍也。"该论述就能很好地说明这个问题，这在临床已经有很明显的体现。

还有，我们所说的心主神明，说心脏有思维活动，人之思维在心。这是曲解了古人圣贤之意。很简单，《说文解字·思部》说："思，睿也，从心，从囟。凡思之属皆从思。"而"思"字厕于"囟""心"二字之间，次于"囟"之后，而下接之以"心"字。从"思"的造字起源来看，它不是形声字，而是会意字，说明人的思想和心脑的关系是密不可分的。

以上简单剖析中医学心脏的解剖和功能理论，这对我们临证大有益处。

心与胸痹之关系谈

现在中医内科书籍常说，胸痹即为心病，然细细揣摩，情形却不尽然。胸痹心痛是由于正气亏虚，饮食、情志、寒邪等所引起的以痰浊、瘀血、气滞、寒凝痹阻心脉，以膻中或左胸部发作性憋闷、疼痛为主要临床表现的一种病证。轻者偶发短暂轻微的胸部沉闷或隐痛，或为发作性膻中或左胸含糊不清的不适感；重者疼痛剧烈，或呈压榨样绞痛。常伴有心悸，气短，呼吸不畅，甚至喘促，惊恐不安，面色苍白，冷汗自出等。多由劳累、饱餐、寒冷及情绪激动而诱发，亦可无明显诱因或安静时发病。

但是，在中医学理论中，心的功能是主血脉，但是指的是心有主管血脉和推动血液循行于脉中的作用，包括主血和主脉两个方面。血就是血液，为运行周身的血液；脉即脉管，此处脉管亦为周身之脉管，为血之府，是血液运行的通道。心脏和脉管相连，形成一个密闭的系统，成为血液循环的枢纽。心脏不停地搏动，推动血液在全身脉管中循环无端，周流不息，成为血液循环的动力。所以，《医学入门·脏腑》说："人心动，则血行于诸经……是心主血也。"由此可见，心脏、脉和血液所构成的这个相对独立系统的生理功能，都属于心所主，都有赖于心脏的正常搏动。心脏推动血行的动力来自心的阳气。

中医内科对本病的辨证分型中有一个证型是"寒凝心脉"，是笔者在学习时一直困扰的问题，"心脉"是什么呢？其实"心脉"应该属于心包络、别络的一部分。《诸病源候论·心痛候》说："心为诸脏主而藏神，其正经不可伤，伤之而痛为真心痛，朝发夕死，夕发朝死。"指出心之正经（本脏）不能受邪气所伤，受伤则可发生真心痛，其症状与冠心病心肌梗死类似。又说："心有支别之络脉，其为风冷所乘，不伤于正经者，亦令心痛，则乍间乍甚。"指出心之络脉受邪亦可发生心痛，其症状与冠心病心绞痛相似。《医

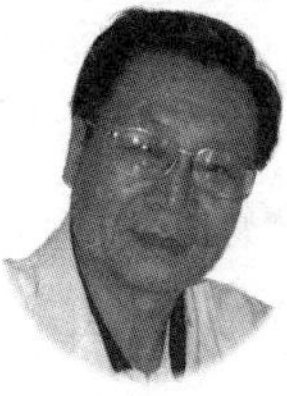

学入门》则明确提出“厥心痛因内外邪犯心之胞络，或他脏邪犯心之支脉”，可见冠心病的病变部位除与心之本脏受损有关以外，与心之胞络（心包络）和支脉（络脉）受邪也有密切关系。因此，《医宗必读·心腹诸痛》说：“心为君主，然不受邪，受邪则本经自病，名真心痛，必死不治。然经有云：邪在心则病心痛，喜悲，时眩作，此言胞络受邪，在腑不在脏也。又云：手少阴之脉动，则病嗌干，心痛，渴而欲饮，此言别络受邪，在络不在经也。”所谓“在腑不在脏”，是指心包络受邪，心包络属六腑之一，故曰邪在腑而不在脏。而“在络不在经”，是指心之别络受邪，心有经脉、络脉之分，故曰邪在络而不在经。这些论述与心脏之冠状动脉及其分支血管的病变相类似，故络脉受邪当为冠心病之主要病变部位。因此，胸痹中“心脉”应该就是心包络。心脏是靠阳气搏动，受邪则是心包络，由于心包络是心的外围组织，故有保护心脏，代心受邪的作用。中医藏象学说认为，心为君主之官，邪不能犯，故外邪侵袭于心时，首先侵犯心包络，故《灵枢·邪客》曰：“诸邪之在于心者，皆在于心之包络。”

而在《素问·灵兰秘典论》中对心脏的描述是这样的：“心者，君主之官也，神明出焉……故主明则下安，以此养生则寿，殁世不殆，以为天下则大昌。主不明则十二官危，使道闭塞而不通，形乃大伤，以此养生则殃，以为天下者，其宗大危，戒之戒之。”所以说，作为中医学的“心”，是不受邪气侵扰的，如果受到了侵扰，那就心伤，心伤则神去，神去则死。在临床中见到的冠心病，病变部位是冠状动脉，而非心脏本身。而心肌梗死是心肌坏死，心脏本身受到了伤害，故心肌梗死的死亡率很高，就是这个道理。

通过以上叙述，那么就容易理解胸痹和心的关系了。《金匮要略》阐述得很明白："师曰：夫脉当取太过不及，阳微阴弦，即胸痹而痛，所以然者，责其极虚也。今阳虚知在上焦，所以胸痹、心痛者，以其阴弦故也。"从以上描述看出，胸痹的范围要比心痛的范围大得多。胸痹是一个病理概念，是一个症候群的总结；而心痛是在胸痹这个病理过程没有得到及时治疗时发展而来的。例如，"胸痹不得卧，心痛彻背者，瓜蒌薤白半夏汤主之"，胸痹的症状很严重时才出现"心痛彻背"。

心和胸痹的关系应该是胸痹→心痛→真心痛。胸痹首先是上焦阳气衰微，出现心痛，因为"阴弦"，下焦阴寒内盛，到真心痛的阶段，那就是"心伤"。

胸痹的命名分类

冠心病是指冠状动脉粥样硬化使血管狭窄或阻塞，或（和）因冠状动脉功能性改变（痉挛）导致心肌缺血或坏死而引起的心脏病，统称为冠状动脉性心脏病，简称冠心病，也称缺血性心脏病。冠心病是动脉粥样硬化导致器官病变的最常见类型，也是严重危害人类健康的常见病。中医学对于冠心病的治疗记载很早就有，现在中医内科学称为"胸痹心痛"，也对其进行了详细的分析，并给出了相应

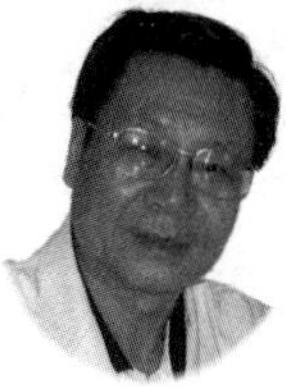

的辨证方药。

近代中医辞典解释胸痹多综合以上论述，不少医家将其与冠心病联系，近年来相关教材及行业标准等则将胸痹概念定位于冠心病，其概念已与古代不同，范围缩小。2001年，中华中医药学会内科学会心病专业委员组织编写的《实用中医心病学》将胸痹、心痛合并，提出胸痹是心肺机能不足，实邪内乘所致胸部满闷，甚则心胸疼痛为主的一种病，并认为胸痹以咳喘憋闷、胸背痛为主，心痛以心胸疼痛为主，因二症常相兼出现，故概称为胸痹心痛。2002年，卫生部制定发布的《中药新药临床研究指导原则》列胸痹（冠心病心绞痛）病名，指出胸痹是以胸部闷痛，甚则胸痛彻背、短气、喘息不得卧为主症的一种疾病，相当于西医学的冠心病心绞痛。2003年，中华中医药学会内科分会内科疾病名称规范研究组编写的《中医内科疾病名称规范研究》亦将胸痹、心痛合并。这些对于胸痹、心痛疾病的命名分类，主要是迎合西医学的命名和诊断治疗，命名太过笼统，“心痛”一病概括了西医学冠心病的所有疾病，没有体现疾病的病理机制，也不能体现疾病的轻重，更没有体现中医学的特色，故对其病名的重新分类势在必行。

溯其渊源，胸痹病名源于《黄帝内经》。《灵枢·本脏》云：“肺大则多饮，善病胸痹，喉痹，逆气。”说明胸痹与肺脏形态增大和饮邪停聚有关。但在《黄帝内经》众多有关心痛的论述中，并未将胸痹、心痛合并论述，其所论心痛包括真心痛、厥心痛、胃痛等。

《金匮要略·胸痹心痛短气病脉证治》篇中已经区分得比较清楚，其证有“胸痹”“心痛”“真心痛”。这三个病名诊断都有共同的病因及病理变化，其共同的病因就是“脉当取太过不及，阳微阴弦，即胸痹而痛，所以然者，责其极虚也。今阳虚知在上焦，所以胸痹、心痛者，以其阴弦故也”。然而其病情有轻重，治疗侧重点也不同，有以阴寒盛为主，有以痰浊盛为主，有以阳气虚为主；其症状轻重也有所不同，治疗分别有瓜蒌薤白白酒汤、瓜蒌薤白半夏汤、枳实薤白桂枝汤、人参汤、橘枳姜汤、薏苡附子散、桂枝生姜枳实汤、乌头赤石脂丸。

《黄帝内经》仅言病因病机；《金匮要略》所述临床症状较复杂，包括肺、心、脾胃等脏腑病变，从“喘息咳唾，胸背痛，短气”胸痹主症来看，似与肺病关系较为密切，心病引起的胸痛虽可见短气，但较少见喘息、咳唾。后世一些中医学著作所论胸痹范围包括了心、肺、胸膈、脾胃、胸壁、咽喉、食管等疾病在内；《症因脉治》《医学正传》《临证指南医案》等所论胸痹实为食管、脾胃病变。

胸痹病名，胸为病位，痹言病机。根据中医文献，并结合临床，胸痹应是范围较广的一类疾病，应该对其有一个总的病名，其下再分出相应具体的病名。比如心系疾病，可再分为“胸痹”“心痛”“卒心痛”“真心痛”不同的分病名。这样既区分了病情的轻重，又体现了中医特色，又与西医学的冠心病相关联，在对相关患者诊疗时也容易引起临床医生的重视，在治疗上也可以不按传统的脏腑辨证，可以融入八纲、病因等因素来进行论治。另外不容忽视的

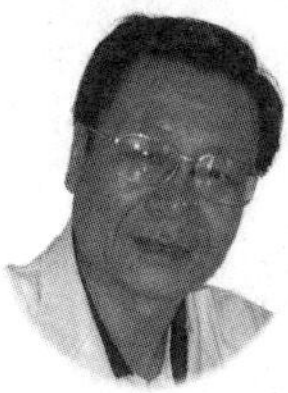

是，胸痹一病，不仅仅见于冠心病，其他系统的疾病也可见到，中医人应该认识到这点，不要局限在一个小的范围内。

真心痛的病因病机心得

真心痛在临床上是凶险的病证。正如《灵枢·厥病》所说："真心痛，手足青至节，心痛甚，旦发夕死，夕发旦死。"《金匮要略·胸痹心痛短气病脉证治》云："心痛彻背，背痛彻心，乌头赤石脂丸主之。"目前认为，西医学的不稳定性心绞痛及急性心肌梗死可参照真心痛论治。全国高等学校教材《内科学》（第七版）将急性心肌梗死定义为：心肌梗死是心肌缺血性坏死，为在冠状动脉病变的基础上，发生冠状动脉血供急剧减少或中断，使相应的心肌严重而持久地急性缺血导致心肌坏死。而全国中医药行业高等教育规划教材《中医内科学》将胸痹心痛定义为：胸痹心痛是由于正气亏虚，饮食、情志、寒邪等所引起的以痰浊、瘀血、气滞、寒凝痹阻心脉，以膻中或左胸部发作性憋闷、疼痛为主要临床表现的一种病证。

1. 历代中医古籍对真心痛的认识

最早对心痛的记载是长沙马王堆古汉墓出土的《五十二病方》，其首次提出"心痛"病名。《黄帝内经》对真心痛的发病预后有了比较详细的描述。《灵枢·厥病》云："真心痛，手足青至节，心痛甚，旦发夕死，夕发旦死。”至隋代巢元方的《诸病源候论·心病诸候》对心痛病因有了进一步的认识，其曰：“心为诸脏主而藏神，其正经不可伤，伤之而痛为真心痛。”至《医碥·心痛》不仅对心痛的症状有详细的描述，而且还给出了相应的治疗方药，并对预后作出了判断。其曰：“真心痛，其证卒然大痛，咬牙噤口，气冷，汗出不休，面黑，手足青过节，冷如冰，旦发夕死，夕发旦死，不治。不忍坐视，用猪心煎取汤，入麻黄、肉桂、干姜、附子服之，以散其寒，或可死中求生。”元代危亦林《世医得效方》用苏合香丸芳香温通，治“卒暴心痛”，也是对真心痛治疗的贡献。

2. 真心痛和胸痹的区别

胸痹病名源于《黄帝内经》。《灵枢·本脏》云：“肺大则多饮，善病胸痹，喉痹，逆气。”说明胸痹与肺脏形态增大和饮邪停聚有关。

胸痹不仅仅包括心脏的疾病，还包括肺、胸、胃脘的病证。《金匮要略》描述了“胸痹之病，喘息咳唾，胸背痛，短气”，并指出胸痹可见不得卧、心痛彻背、心中痞、胸满、胁下逆抢心、胸中气塞等症。从临床症状来看，仲景虽继承《黄帝内经》胸痹之名，但所论胸痹范围较为广泛，包括心、肺及脾胃等病证在内。后世医家亦多有论述，如宋代齐仲甫《女科百问》曰：“胸下愊愊如满，噎塞习习痹痛，饮食不下，谓之胸痹也。脾胃渐弱，乃至毙人。”所论胸痹应属食管、脾胃病变。而“真心痛，手足青至节，心痛甚，旦发夕死，夕发旦死”，则病情凶险，其发病脏器就在心脏。至晋代葛洪《肘后备急方·治卒患胸痹痛方》

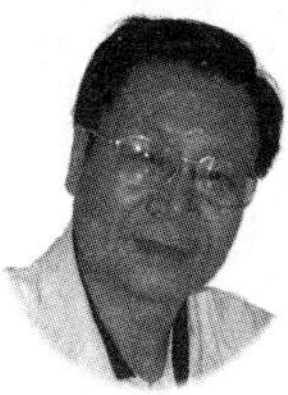

云："胸痹之病，令人心中坚痞忽痛，肌中苦痹，绞急如刺，不得俯仰，其胸前皮皆痛，不得手犯，胸满短气，咳嗽引痛，烦闷，自汗出，或彻引背膂，不即治之，数日害人。"指出胸痹如不及时救治，"数日害人"。虽然没有明确指出胸痹演化为真心痛，但是从其描述可以看出真心痛是从胸痹演化而来。

3. 真心痛涉及脏器及病因病机

前面已经提到真心痛，其病位在心，但是还与哪些脏器有关呢？《素问·灵兰秘典论》中讲到"心者，君主之官"；《灵枢·邪客》的载述是最好的佐证："黄帝曰：手少阴之脉独无腧，何也？岐伯曰：少阴，心脉也。心者，五脏六腑之大主也……心伤则神去，神去则死矣。故诸邪之在心者，皆在于心之包络。包络者，心主之脉也，故独无腧焉……其外经病而脏不病，故独取其经于掌后锐骨之端……"所以，真心痛除了病位在心以外，还有心包络才是真心痛发病之原始部位。

真心痛的病因病机如何呢？《灵枢·五邪》曰："邪在心，则病心痛。"因此，邪是该病的发病原因。邪又有内、外之分。纵观其成因，主要与年老体衰、七情内伤、膏粱厚味、外邪侵袭、劳逸失度、脏腑病变等因素有关。其病位以心、心包络为主，其病因病机与气虚、气滞、寒凝、血瘀、痰饮有关。《灵枢·经脉》认为："手少阴气绝则脉不通，脉不通则血不流……"《素问·脉要精微论》曰："夫脉者，血之府也……细则气少，涩则心痛。"初步认识到气虚则血脉瘀滞不畅而心痛。《黄帝内经》尤重寒邪致痛，

《素问·痹论》曰:“痛者，寒气多也，有寒故痛也。”《素问·举痛论》曰:“寒气入经而稽迟，泣而不行。客于脉外则血少，客于脉中则气不通，故卒然而痛。”因寒性凝滞，入经则血流瘀滞，不通则痛。而汉代张仲景对胸痹心痛发病机制做了进一步论述，提出“阳微阴弦”的胸痹心痛著名观点，认为上焦阳虚、寒饮内盛为发病的关键。隋唐以后则重内虚发病论，多数医家强调胸痹心痛发病机制的关键在于先有内虚，然后被寒邪为主的外邪所客而发病。在此基础上，我们提出了“正气虚于内，痰瘀痹于中”的论断，很好地总结了心痛病证的病因病机。

总之，真心痛的病因多端，与气虚、气滞、寒凝、血瘀、痰饮有关，而致阳气衰微，寒、痰、瘀凝于心脉，真心痛发作。

心包络在治疗冠心病中的意义

现代中医学在治疗冠心病时走入了一个很大的误区，比如经常能看到这样的证型——“心血瘀阻”。现代的中医师学习了西医学，却对中医学的经典理论不甚知晓，只知道冠心病是冠状动脉粥样硬化使血管狭窄或阻塞，或（和）因冠状动脉功能性改变（痉挛）导致心肌缺血或坏死而引起的心脏病，不甚知中医学对心系疾病的认识及病因病机。

试问，“心脉”是什么？在大多数人看来，心脉即是西医学所说的冠脉系统。那么中医学的心包络又是什么呢？

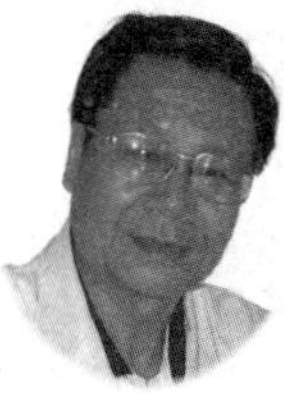

在中医学心系疾病中，“心者，君主之官”，心不受邪，很大一部分其实是心包络代为心脏来受邪。但是在临床应用却非常少，而且很多人不知其所以然。其实这在《灵枢·经脉》中已经讲得很清楚了。“心手少阴之脉，起于心中，出属心系，下膈，络小肠”；“心主手厥阴心包络之脉，起于胸中，出属心包络，下膈，历络三焦”。然而，为什么心包络代心受邪？这在《古今图书集成医部全录》医经注释分册中讲得比较清楚：“心包络，在心下横膜之上，竖膜之下。与横膜相黏而黄脂裹者心也。其脂膜之外，有细筋膜如丝，与心肺相连者，心包也。此经本有名有形，其经络起于腋下之天池，而止于中指之中冲；其脏在心之下，有黄脂裹心者是也；其脉在右手尺中。《灵枢》本输篇云：心出于中冲云云。邪客篇云：心主之脉出于中指之端云云。又曰：少阴，心脉也，心者，五脏六腑之大主也，精神之所舍也，其脏坚固，邪弗能容也，容之则心伤，心伤则神去，神去则死矣。故诸邪之在于心者，皆在于心之包络。包络者，心主之脉也，故独无输焉。黄帝曰：少阴独无腧者，不病乎？岐伯曰：其外经病而脏不病，故独取其经于掌后锐骨之端，其余出入屈折，其行之疾徐，皆如手少阴心主之脉行也。故本输者，皆因其气之虚实疾徐以取之。”

此外，我们看到，在手厥阴心包络的经络循行走向开始处，有“心主”二字。“心主”，即“主心也”。从某些方面来讲，心包络是保护心脏的功能的，并决定心功能的正常与否。这也就能解释为什么心包络能代为心脏受邪。有文献研究表明，心包络和现代解剖学的冠脉系统相近。现代西医学所说的冠心病就是冠脉的病变，其实在两千年前的《黄帝内经》中就已经诠释得很清楚了。从上可以看出，心经之脉起于本脏，无从受邪，而心包络之脉起于胸中，胸中为阳气所聚，故其气也容易虚。《灵枢·经脉》对心包络所主疾病也有所描述。如“是动则病……甚则胸胁支满，心中憺憺大动……是主脉所生病者，烦心，心痛……”另外，胸中也容易受邪气的侵扰，故心包络容易受邪气侵袭。

在运用中医药治疗冠心病时，我们常结合西医学的诊疗手段，时时注意保持心包络的通畅，这也确定了胸痹的确切病位，也是西医学和中医学相通的地方。在治疗方面，除了注重“补脏气之虚”及注重“痰瘀”之外，运用辛香之药也是治疗冠心病的一个特点。在治疗方剂中酌情加入辛香之品，可以使药物直达病所，起到引经药的作用，叶天士在《临证指南医案》中就曾认为“络以辛为泄”“辛香可入络通血”，并创立了“辛味通络”之法。另外，叶天士在《临证指南医案·积聚》篇曾说：“考仲景于劳伤血痹诸法，其通络方法，每取虫蚁迅速气走诸灵，俾飞者升，走者降，血无凝着，气可宣通，与攻积除坚，徒入脏腑者有间。”我们可以借鉴之。但是注重脏气的虚实和注重治疗痰瘀是治疗冠心病的关键，不可喧宾夺主。

冠心病心绞痛从痰论治探讨

冠心病是严重危害中老年人健康的一种常见心血管病，

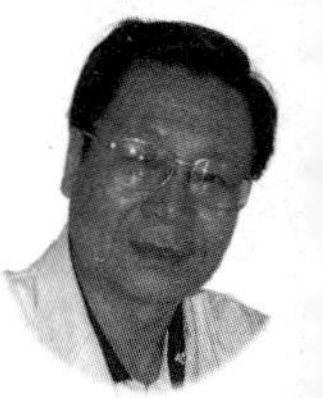

属于中医学“胸痹心痛”范畴。中医学认为，本病多由脏气亏损，气化失调，痰浊与瘀血内生，痹阻心脉所致。以往对本病的治疗多从瘀血论治，近年来从痰论治冠心病的理论已逐渐引起临床广泛重视。多年来，通过温习有关文献，并结合个人临床经验体会，对冠心病从痰论治做了深入探讨。

1. 冠心病从痰论治的理论基础

中医学认为，痰浊由津液凝聚而成，津血同源，总由水谷精微化生。而水谷之化，主于脾而本于肾。所以，冠心病痰浊之形成与以下因素有关。

（1）外因在于饮食：长期恣食膏粱厚味或醇酒肥甘，膏粱生热，肥甘壅中，酒性湿热，易碍胃滞脾，聚湿蕴热，酿生痰浊。《儒门事亲·酒食所伤》有“夫膏粱之人酒食所伤，胸闷痞膈，酢心”之记载，已认识到高脂饮食和饮酒是胸痹之诱因。西医学认为，长期过食高热量和高脂肪饮食可引起胆固醇和甘油三酯增高，导致动脉粥样硬化；而饮酒又可抑制脂蛋白脂肪酶的活力，诱发甘油三酯增高。有关研究也表明，痰浊型冠心病与脂质代谢紊乱有关。

（2）内因在于脾肾：脾主运化、升清，水谷精微赖之以运化转输。脾胃健运，水精得以运化转输，清升浊降，痰浊则无从而生。若脾胃虚弱，健运失司，水精无以运化转输，清气不升，浊气不降，遂凝聚而成痰。正如《医宗必读·痰饮》所说：“唯脾土虚湿，清者难升，浊者难降，留中滞膈，瘀而成痰。”痰浊虽化源于脾，然本源于肾，肾主水液，津液得肾阳之气化蒸腾，方能清升浊降，上通于肺，下达于膀胱。肾虚失于蒸化，水液停聚，即可为痰。肾阳不能温煦脾阳，脾运不健，聚湿生痰；而肾之真阴不足，精亏液少，虚热内生，灼津炼液，亦可成痰。所以，《景岳全书·痰饮》说："痰之化无不在脾，痰之本无不在肾。"

（3）转化在于气血：津涵于气而化以为气，运于血而化以为血。津液与气血互相资生，相互影响。气血不清，产生败浊，可熏蒸津液，转化为痰，即《证治汇补·痰症》所谓："营卫不清，气血浊败，熏蒸津液，痰乃生焉。"而津液不清，产生败浊，则气血亦可变生痰浊，如《景岳全书·痰饮》所谓："痰即人之津液，无非水谷所化，若化失其正，则脏腑病，津液败，而血气即成痰涎。"这里气血转化为痰含义有二：一指水谷精微本当化生津液以充气血，但不能正常化生，而转变为痰浊；一指气血之成分不清，产生败浊，而转为痰浊。后者可能与血液中某些成分，如血浆、血脂等的异常改变有关。所以，气血转化为痰，实为"津（气）血同病"之病理反映。痰之性质重浊黏腻，随气而至，无处不到。痰浊一旦形成，既可上犯于胸，致胸阳痹阻，又可壅滞脉道，使气血不能畅行，心脉瘀阻，而成胸痹心痛。正如尤在泾《金匮要略心典》所说："阳痹之处，必有痰浊阻其间耳。"

2. 痰浊之治疗

（1）治痰求本：治痰前人有"必求其本"之告诫。所谓"治痰求本"，即求生痰之因。脾胃为生痰之源，《景岳全书·痰饮》认为："果使脾强胃健，如少壮者流，则水谷随食随化，皆成气血，焉得留而为痰。"所以，生痰之因当

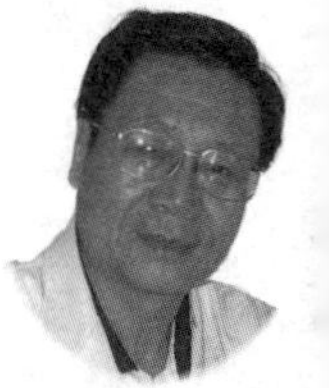

责之于脾胃，即《医宗必读》所谓“治痰不理脾胃，非其治也”。理脾胃即调治脾胃，含义有二：一是补脾气，运中州，水谷精微运化自如，则痰浊无处而生；一是调气机，脾胃为升降之枢，枢机利则津液通，痰浊自可消。张仲景《金匮要略》治痰浊胸痹，创通阳泄浊之大法，用药亦多从调治脾胃入手。如偏实者，治痰以调脾胃气机，多用瓜蒌、枳实、橘皮、厚朴、薤白、生姜、半夏等药配伍，如瓜蒌薤白半夏汤、枳实薤白桂枝汤；偏虚者，治痰以补脾气不足，多用人参、白术、干姜、桂枝、甘草等味配伍，如人参汤。

（2）心胃（脾）同治：治痰不离脾胃，而治脾胃何以治心？从脾与心的关系来看，两者有经络相连。足太阴脾经属脾络胃，其支者“复从胃别上膈，注心中”，交手少阴心经。而“胃之大络，名曰虚里，贯膈络肺，出于左乳下，其动应衣，脉宗气也”。左乳下乃心尖搏动之处，以候宗气。宗气为肺吸入大自然之清气与水谷精气相结合，积于胸中而成，有贯心脉以行血气之作用。所以，脾胃、心与宗气三位一体，关系十分密切。脾胃健运，气血生化有源，则宗气充足，血液畅行，而百脉通利。若脾运不健，气血生化不足，则宗气亦虚，不能辅心以运血，可致脉道不利，心血瘀阻，而作胸痹心痛。若饱食无节，长期恣食膏粱肥甘之品，损及脾胃，以致运化无权，积痰留饮，浊阻心脉，心胃（脾）同病，亦可致胸痹心痛。可见，脾胃与心生理上相互联系，病理上互相影响。这是“心胃（脾）同治”的理论基础。

3. 冠心病从痰论治的临床运用

从痰论治冠心病，是近些年来中医治疗学积极探讨的领域，临床运用主要有如下几种治法。

（1）祛痰法：适用于单纯痰浊型患者，临床表现多有胸脘痞满或闷痛、舌苔白腻、脉滑等证候特点。常用瓜蒌薤白半夏汤或温胆汤加减，可选全瓜蒌、薤白、法半夏、石菖蒲、郁金、竹茹、枳壳、橘皮、茯苓等药物配方。

（2）益气化痰法：多用于气虚兼有痰浊患者，临床表现有胸脘痞闷或闷痛、气短、乏力、舌质淡或舌边有齿印、苔腻、脉缓滑无力等证候。治疗上常用瓜蒌薤白白酒汤或温胆汤加补气药，如著名中医药专家邓铁涛教授多用温胆汤加参治疗。笔者根据邓老经验，应用益气除痰方（党参、五爪龙、法半夏、茯苓、橘红、竹茹、枳实、白术、山楂、甘草）为主治疗冠心病，也取得了较好的临床疗效。

（3）补肾化痰法：多用于肾虚兼有痰浊患者，临床表现有胸脘闷痛、头晕乏力、腰酸耳鸣、苔腻脉滑等证候，偏肾阴虚者可见舌质偏红，脉弦细数或脉细滑；偏肾阳虚者可见形寒肢冷，夜尿频多，舌质淡胖，脉沉细滑或沉迟。治疗上宜用左归丸或右归丸合瓜蒌薤白半夏汤加减，可选用巴戟天、山茱萸、枸杞子、桑寄生、杜仲、菟丝子、熟附子、全瓜蒌、制半夏、石菖蒲等药物配方。

（4）祛瘀化痰法：多用于痰滞脉络，血行不畅，痰瘀互结型患者，临床表现有胸闷痛或痛如针刺，甚至胸痛彻背、唇舌紫暗或舌边尖有瘀点瘀斑、苔浊腻、脉弦细涩等证候。常用血府逐瘀汤合瓜蒌薤白半夏汤加减，可选瓜蒌

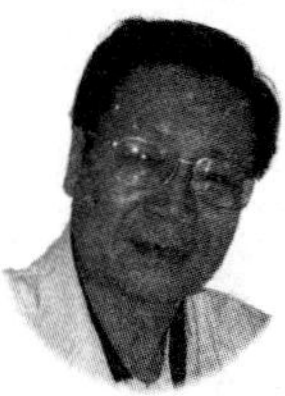

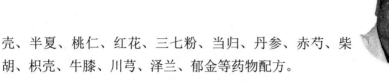

壳、半夏、桃仁、红花、三七粉、当归、丹参、赤芍、柴胡、枳壳、牛膝、川芎、泽兰、郁金等药物配方。

（5）清热化痰活血法：多用于痰郁化热，痰热内结型患者，临床表现多有胸中烦闷而痛、口苦口干、舌质暗红、苔黄腻、脉滑数或弦细数等证候。治疗可用黄连温胆汤加减，常用黄连、竹茹、半夏、橘皮、枳实、茯苓、全瓜蒌、石菖蒲、郁金、丹参、川芎、赤芍、甘草等药物配方。

（6）益气化痰活血法：多用于心气不足，痰瘀互结型患者，临床表现有心胸隐痛、胸闷气短、心悸乏力、汗出、舌淡暗或舌淡边有瘀点、苔白腻、脉细涩或结代等证候。常用温胆汤合桃红四物汤加减，可酌情选用生黄芪、党参、茯苓、橘皮、当归、制半夏、胆南星、郁金、枳实、石菖蒲、桃仁、红花、川芎等药物配方。

（7）益气养阴化痰活血法：多用于气阴两虚，痰阻血瘀型患者，临床表现有胸闷隐痛、时作时止、心悸而烦、头晕乏力、舌质淡暗、苔腻而干、脉细滑无力或结代等证候。常用生脉散合瓜蒌薤白白酒汤加减，可用炙甘草、党参、黄芪、茯苓、麦冬、丹参、郁金、法半夏、三七末、红花、桂枝、全瓜蒌等药物配方。

（8）益气通（温）阳化痰逐瘀法：多用于脏气虚弱，兼痰阻血瘀型患者，临床表现有胸闷窒痛、气短乏力、舌淡白或淡紫、苔白腻、脉沉滑无力或沉细涩等证候。常用桂枝人参汤合瓜蒌薤白半夏汤加减，药用人参、黄芪、桂枝、川芎、半夏、当归、瓜蒌、桃仁、红花、水蛭、茯苓等药物配方。笔者临床上应用此法，采用人参、桂枝、瓜蒌、水蛭、茯苓等药提取制成安心口服液，用于治疗冠心病心绞痛患者，疗效满意。

4. 小结

冠心病从痰论治，是基于“津血同源”“津血同病”的理论而创立的。其历史悠久，源远流长，自东汉末年张仲景创通阳泄浊法治胸痹之后，一直为后世所推崇。近年来，该法在冠心病心绞痛中的临床应用日趋广泛。针对冠心病本虚标实的病机特点，治疗多标本兼顾，治本着重于益气，治标则从痰从瘀，或痰瘀并治。选方上多以瓜蒌薤白半夏汤、温胆汤两方为基础化裁，且疗效显著。临床实践证实，从痰论治是治疗冠心病心绞痛的一个有效途径，值得今后进一步研究。

通阳气是治疗心系疾病的重要手段

早在《素问·上古天真论》中就讲到人体的“生、长、壮、老、已”各个生长发育阶段，都离不开阳气的作用。《素问·四气调神大论》曰：“逆夏气则太阳不长，心气内洞。”此处“太阳”，指“心脏”。也就是说，“太阳”心脏必须有阳气的充足，才能保持正常的功能状态。所以，汉代张仲景在《金匮要略·胸痹心痛短气病脉并治》中言“阳微阴弦”。“阳微”即指胸中阳气不足。阳虚寒盛则“血凝泣，凝则脉不通”，故发为心痛。张仲景在治疗胸痹心痛

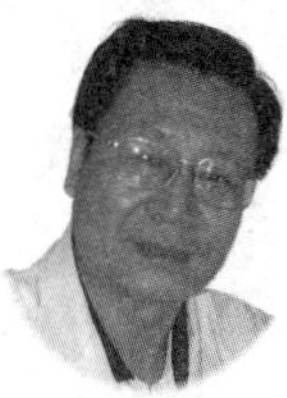

时也是时时注重阳气的培养，他遵循《素问·至真要大论》“寒淫所胜，平以辛热”的治则，以辛味助温热散寒，通畅血脉，以温热药助胸中阳气，振奋心脉，辛热温通使寒去血行，胸阳振奋，心脉畅通则解除胸痹心痛。张仲景创立的瓜蒌薤白白酒汤、瓜蒌薤白桂枝汤等方，选用桂枝、薤白、白酒等辛温药物以温通，治疗胸痹心痛。对于虚证用人参汤，其阳气虚，阴寒盛者，用薏苡附子散、乌头赤石脂丸等治疗。

遵从经旨，我们在心系疾病的临床治疗中特别强调“有一分阳气，便有一分生机”的观点。大气者，阳气也，胸中大气即上焦阳气。张仲景在《金匮要略·水气病脉证并治》中所说的“大气一转，其气乃散”，说的就是胃中之阳不布，水饮阴邪凝聚，损其胸阳，故水饮久结胸中不散，伤其气，乃至于心下坚，大如盘，遮蔽大气，用附子之属以振胸中阳气。

在治疗中，我们也时时注意顾护患者的阳气，常常运用附子、桂枝、薤白等通阳，使阳气充沛，布达周身，客于体内之邪气即散去，取“离照当空，阴霾自化”之义，每每收到良好的效果。

心系疾病多为虚证或本虚标实之证，心气虚为本，瘀血、痰浊、气滞均为标。心主血脉，营行脉中，卫行脉外，营周不休，如环无端。心具有推动血液循环之功能，此功能主要靠心气来实现。心气包括心阴、心阳，然以阳气的形式表现出来，心阴是心之活动的物质基础，包括心血及其他一切营养物质，起着濡养心及血脉的作用。心居膈上，为阳中之阳脏，心阳具有温煦心脉的作用，心阴、心阳化合而产生心气，使心具有推动血脉循行等功能。心阴、心阳需保持相对平衡，才能维持心脏的正常功能，无论心阴、心阳，其虚损不足均可致心脏功能减弱，寒邪、瘀血、痰浊、气滞等乘心脉虚衰而侵之，痹阻心脉，而作心痛。“邪之所凑，其气必虚”。胸痹心痛产生的根源在于心气不足，扶正补益法也是治疗心血管疾病的重要方法之一。我们遵从《金匮要略》“胸痹心中痞，留气结在胸，胸满，胁下逆抢心，枳实薤白桂枝汤主之；人参汤亦主之”的经义，运用人参汤加味来治疗胸痹心痛。其实人参汤即理中汤，由人参、甘草、干姜、白术组成。这也体现脾为后天之本，气血生化之源，脾虚则气血生化不足。

另外，人是有机的整体，人体各种功能的发挥需要各个脏腑器官的协调。在补心气的同时，也要照顾到其他脏腑阳气的通畅。其他脏腑的功能失调均可影响心。心肾为水火之脏，心肾相交，水火既济，若肾虚则心失濡养温煦；肝主疏泄，心的运血亦依靠肝疏泄之功等。

综上所述，治疗心系疾病的一个重要手段就是“通阳气”，实则通，寒则温，虚则补，阳气充足则心功能正常。

治喘十六法

喘证是以呼吸急促、困难，甚至张口抬肩、鼻翼扇动为特征的一种病证，常见于某些急、慢性疾病中。中医学

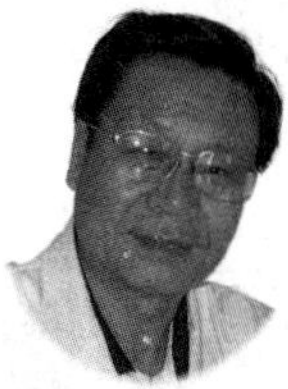

对喘证的治疗内容丰富，方法颇多。通过温习历代有关文献并结合临证心得，对喘证的治法阐述如下。

1. 宣肺散寒法

宣肺散寒法适用于因外感风寒，卫阳被遏，肺气失宣而作喘者，症见喘急胸闷、咳嗽痰白、清稀起沫，初起兼见恶寒头痛、无汗、口不渴、苔薄白、脉浮紧等。张仲景《伤寒论》立麻黄汤主治，唐宋以后治疗寒喘之方多在此方基础上增损，如三拗汤、华盖散、九宝汤等，常用药物有麻黄、杏仁、桂枝、苏叶、橘皮、桑白皮、炙甘草等。

2. 宣肺清热法

宣肺清热法适用于痰热内蕴，风寒束表而作喘者，症见恶寒身痛、咳嗽气喘、心烦口干、舌苔黄白相兼、脉浮紧而数或沉数，此即前人所谓“寒包热证”。常以清热宣散之法治疗，遣方用药每多寒温并投。《摄生众妙方》之定喘汤就是临床常用的寒热并治的代表方，此外还有麻杏石甘汤、五虎汤、黄芩半夏汤等，常用药物有麻黄、杏仁、苏子、白果、黄芩、半夏、生石膏、桑白皮、甘草等。

3. 清肺泻火法

清肺泻火法适用于肺经热邪炽盛，肺气奔迫，上逆而作喘者，症见气逆而喘、咳嗽喉干、五心烦热、口渴引饮、苔黄、脉滑数等。《医学入门》谓喘证实火“宜清肺泻胃”，因肺与胃相关，肺脉起于中焦，还循胃口，故不独肺脏有热可致喘，如胃腑火热炽盛，循经上扰于肺亦可致喘，故清肺多兼泻胃。常用方剂有桑白皮汤、泻白散、加减泻白散、白虎汤等，常用药物有桑白皮、地骨皮、生石膏、知母、黄芩、杏仁、贝母、甘草等。

4.清热涤暑法

清热涤暑法适用于夏季中暑，症见突觉闷瞀不适、喘促汗出、身热肢倦、小便短赤、脉濡数者。夏季炎暑当令，易耗气伤津，一旦感受暑邪，火热内盛，津气亏乏，气失清润肃降，即可上逆而为喘。古人治疗暑喘，常推崇仲景白虎汤，明清以后亦用《局方》香薷饮，常用药物有香薷、厚朴、黄连、扁豆、生石膏、知母等。

5.解表化饮法

解表化饮法适用于内有水饮，外感风寒，症见恶寒发热、头痛身疼、无汗、咳嗽气喘、痰多清稀或呈泡沫状，或面目浮肿、舌苔白滑、脉浮紧或弦者。张仲景《伤寒论》创小青龙汤主治，对慢性支气管炎、支气管哮喘的发作颇有疗效，此外还有小青龙加石膏汤、越婢加半夏汤等，常用药物有麻黄、桂枝、白芍、半夏、细辛、五味子、生姜、生石膏等。

6.泻肺逐饮法

泻肺逐饮法适用于饮邪壅实，肺气窒滞而见喘息不得卧、胸膈满闷、痰涎涌盛、脉滑有力者。《金匮要略》葶苈大枣泻肺汤为本法之代表方，十枣汤、控涎丹亦为常用方，临床应用以饮邪壅实而正气不虚且无表证者为宜，常用药物有甘遂、大戟、芫花、白芥子等，多研末调服。

7.泻下通便法

泻下通便法适用于肺热移于大肠，使大肠传导失司，腑气不通，反碍肺气之肃降；或大肠积热，燥屎内结，腑

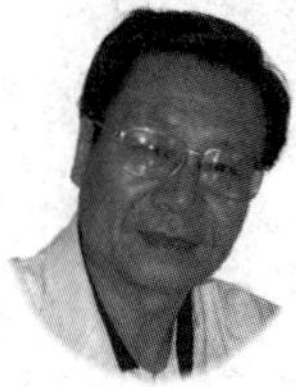

热蒸迫于肺，使气失清肃而发喘促者，症见腹胀喘满、痰涎壅盛、纳呆口苦、口渴喜饮、潮热便秘、小便黄赤、苔黄厚而干或黄燥、脉滑实或洪大等。此法亦即泻表安里法，因肺与大肠相表里，通过泻大肠（表）使肠中积热消除，肺（里）气安宁，清肃下行，则喘促自平。常用方有大承气汤、小承气汤、宣白承气汤等，常用药物有大黄、生石膏、枳实、厚朴、杏仁、瓜蒌、芒硝等。

8. 降气化痰法

凡痰壅气冷、喘咳痰多、黏稠难咳、胸中窒闷、恶心纳呆、口黏无味、苔白腻、脉滑者，此法宜之。痰由气而生，气因痰而滞，故治痰必治气，气降则痰消，痰消则气亦顺，二者相须为用，此乃治实痰作喘之要。常用方有二陈汤、三子养亲汤、导痰汤等，常用药物有橘皮、半夏、苏子、茯苓、莱菔子、白芥子等。

9. 开郁降气法

开郁降气法适用于因情志失调，忧思气结或恼怒气逆而作喘者，症见突然胸满气促、咽中不适如有痰涎梗阻、咳之不出、吞之不下、脉弦等。此即《黄帝内经》所谓“怒则气上”，治宜开散或润降之法，常用方剂有四磨饮、四七汤、廓清饮等，常用药物有厚朴、枳实、槟榔、橘皮、半夏、沉香、乌药等。

10. 行气利水法

行气利水法适用于水湿内停，上迫于肺，症见喘咳胸满、难以平卧、肢体浮肿、小便短少、苔白、脉沉缓者。《普济方》云“若但坐不得卧，卧而气上冲者，是水气客于肺经也”，指出水气致喘之证候与机理。治宜行气利水，水去则气降喘平，常用方剂有五苓散、渗湿汤、神秘汤等，常用药物有桂枝、白术、茯苓、橘皮、桑白皮、紫苏、泽泻等。

11. 温阳利水法

温阳利水法适用于脾肾阳虚，气不化水，水邪迫肺而作喘者，症见喘促气短、浮肿、肢冷形寒、腹胀便溏、小便短、脉沉细等。《类证治裁》认为“水病喘满，肾邪犯肺，宜通阳泄浊”;《明医杂著》主张“治当实脾引水为主”，说明温阳有温肾与温脾之不同。常用方剂有真武汤、《济生》肾气丸、实脾饮等，前两方偏于治肾，后一方偏于治脾，常用药物有熟附子、桂枝、白术、白芍、车前子、茯苓、生姜、泽泻等。

12. 补肺益气法

久病体弱，气虚不足以息、喘促气短、言语无力、咳声低微、自汗畏风、舌淡嫩或边有齿印、脉软弱者，宜用此法。《景岳全书》认为，气虚发喘之治“当以养肺为主”。常用方剂有独参汤、生脉散、补肺汤等，常用药物有人参、黄芪、麦冬、五味子、紫菀、熟地黄等。

13. 滋阴清热法

滋阴清热法适用于久病肺胃阴伤或肾阴亏损，虚火上炎，症见气逆喘促、咳嗽少痰、面红喉干、咽喉不利、舌红少苔或光红无苔、脉细数者。《金匮要略》立麦门冬汤主治，《医宗必读》则主张“壮水为亟，六味地黄丸”，常用方剂还有玉女煎、知柏地黄汤等，常用药物有人参、麦冬、

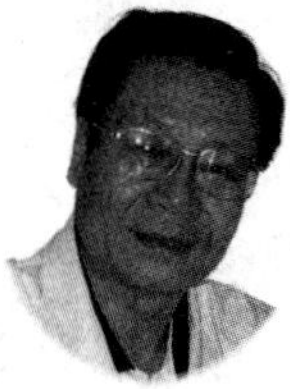

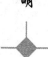

生地黄、熟地黄、山茱萸、牡丹皮、山药、知母、黄柏等。

14. 温补脾肺法

温补脾肺法适用于脾肺虚寒，痰白量多、稍有动作则喘嗽频促、四肢逆冷、脉沉细或细弱者。此证以痰为标，脾肺气虚为本，属虚痰作喘，故治疗重在求本。常用方剂有理中汤、附子理中汤、六君子汤等，常用药物有党参、干姜、白术、茯苓、橘皮、熟附子、半夏、炙甘草等。

15. 补肾纳气法

肾主纳气，为气之根，肾阳虚弱无以纳气归元，以致气失摄纳，上浮而作喘者，宜用此法。症见喘促日久不愈、呼多吸少、动则喘息更甚、气不得续、形神疲惫、汗出肢冷、舌淡胖苔白、脉沉细等。治宜温肾助阳、纳气归元，用益火归元法，常用方剂有《金匮》肾气丸、右归丸、右归饮等，三方偏于温补肾阳，用之于平喘尚需酌加人参、胡桃、蛤蚧、补骨脂、五味子等益肾纳气平喘之品。

16. 助阳镇逆法

助阳镇逆法适用于真阳衰微，阴寒内盛，肾失摄纳，浊阴上泛而喘逆者，症见痰壅气喘、躁扰面赤、汗多肢冷、夜尿频数、脉沉微或浮大无根等。《局方》黑锡丹、养正丹为代表方，尤其黑锡丹深为后世医家所推崇。清代喻嘉言对此方评价很高，认为“凡遇真阳暴脱，气喘痰鸣之急证，舍此别无方法”，临床常用以治疗重症喘证。若夹实者，可用苏子降气汤送服；喘脱者，则可合参附龙牡汤治疗。常用药物有黑锡、阳起石、硫黄、熟附子、肉桂、胡芦巴、沉香、肉豆蔻、补骨脂等。

上消化道出血的治疗

上消化道出血是指屈氏韧带以上的消化道出血，是常见内科急症之一，属于中医学急症“血证”（吐血、黑便）范畴。明代著名医家缪希雍提出了“行血、补肝、降气”治吐血三要诀，清代著名医家唐容川则提出了“止、消、宁、补”的治血大法。根据多年临床经验，本人认为，上消化道出血之形成多由热与虚所致。热伤胃络，迫血妄行，或脾虚不摄，血不归经，均可造成吐血或便血；而离经之血留于胃肠，即为瘀血，故提出止血、祛瘀、清热、补虚是治疗血证的四个基本法则，强调止血不忘清热，止血不忘补虚，止血不忘消瘀。

1. 止血祛瘀——止血不忘消瘀

吐血是急证、重证，血出不止，血无以载气，血竭则气越，因而顷刻可以气竭。《明医杂著·劳瘵》说：“若先见血证，或吐衄盛大者，宜先治血。”因此，出血者，止血仍为第一要务，所谓急则治标也。火热上扰阳络之吐血诸证，当用凉血止血法；脾虚不能统血者，当用益气摄血法。离经之血便是瘀，治疗出血时首当其冲是止血，但亦不能忽视活血化瘀，否则瘀血内停，血不归经，而致反复出血，迁延难愈。因此，临床常用活血止血药治疗出血。

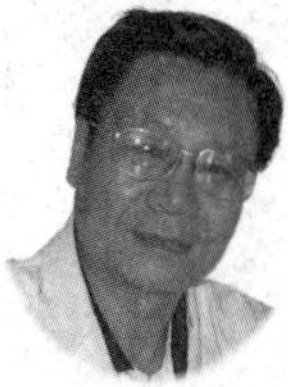

2. 清热补虚——止血不忘清热，止血不忘补虚

脾主运化，职司统血，脾气健旺，则运化有常，统血归经。脾气失摄，则统血无权，血离经下溢。肝主疏泄，又为藏血之脏，肝气条达，则藏血有度，气顺血和，肝郁化火，则气逆血溢。胃主受纳、腐熟水谷，与脾相合，又为多气多血之海，胃中积热，或肝火犯胃，均可导致胃络受损，血溢于上。正如《灵枢·百病始生》所说："阳络伤则血外溢，血外溢则衄血；阴络伤则血内溢，血内溢则后血。"《张氏医通》认为："从上溢者，势必假道肺胃，从下脱者，势必由于二肠及膀胱下达耳。究其病源，或缘于腑气之乖，旨能致病。"若脾胃之气内虚，不能摄血，则胃与十二指肠之血均可溢于络外，下流大肠，排出色黑；若胃热而气火上亢，阳络内伤，血从口而出，血多则为呕血。究其病理性质，概分虚实两类，张景岳说："动者多由于火盛则迫血妄行，损者多由于气，气伤则血无所藏。"说明上消化道出血的原因，或因血热妄行，或因气虚不摄，或因血虚不止，或因气寒不固，或因血瘀内阻等。因此，实证多为热郁于内，灼伤血络；虚证多指气虚不能统摄血液。实证与虚证有时又是出血过程中的转化阶段，部分患者开始可表现为胃热内盛，卒暴吐血，血去气耗，每可由实转虚，表现为脾气虚、脾血虚之证。邪实者则以祛邪为先，当以清热泻火、凉血止血，常用代表方有泻心汤；正虚者宜以扶正为主，当以补气摄血，常用代表方有黄土汤。

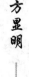

老年消渴的诊治

消渴是由于先天禀赋不足，复因情志失调、饮食不节等原因所导致的以阴虚燥热为基本病机，以多尿、多饮、多食、乏力、消瘦，或尿有甜味为典型临床表现的一种疾病。

从文字学来看，消，或作痟，乃消渴、消谷、消烁、消耗、消弱、消瘦无力之义。《说文·水部》云其“尽也”；《释名·释疾病》云其“弱也，如见割削，筋力弱也”；《正字通·水部》云“消，又消渴病，俗做痟”；余云岫《说文解字病疏》云其“欲饮也”。

渴，或作𣶼，乃口渴善饮水之义。《说文·水部》云其“尽也”，段注：“渴、竭，古今字。古水竭字多用渴，今则用渴为𣶼字矣。”《说文·欠部》云“𣶼，欲饮歠，从欠，渴声”。段注：“渴者，水尽也，音同竭。水渴则欲水，人𣶼则欲饮，其意一也。今则用竭为水渴字，用渴为饥𣶼字，而𣶼字废矣，渴之本义废矣。”

消渴，或作“痟渴”“消𣶼”。《释名·释疾病》云：“消𣶼：𣶼，渴也，肾气不周于胸胃中，津润消渴，故欲得水也。”由此可见，消渴者乃水尽而口渴，渴欲饮水之义，即口渴善饮水。

从中医经典来看，《黄帝内经》认为五脏虚弱、过食

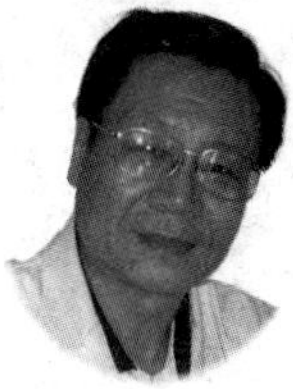

肥甘、情志失调是引起消渴的原因，而内热是其主要病机。《素问·奇病论》云："肥者令人内热，甘者令人中满，故其气上溢，转为消渴。"《金匮要略》立专篇讨论，并最早提出治疗方药。《证治准绳·消瘅》在前人论述的基础上，对三消的临床分类做了规范："渴而多饮为上消（经谓膈消），消谷善饥为中消（经谓消中），渴而便数有膏为下消（经谓肾消）。"

而消渴的变证，历代医家也讲述得比较详细。《诸病源候论·消渴候》论述其并发症说："其病变多发痈疽。"《外台秘要·消中消暑肾消》引《古今录验》说："渴而饮水多，小便数……甜者，皆是消渴病也。"又说"每发即小便至甜"，"焦枯消瘦"，对消渴的临床特点做了明确的论述。刘河间对其并发症做了进一步论述。《宣明论方·消渴总论》认为消渴一证"可变为雀目或内障"。《儒门事亲·三消论》认为"夫消渴者，多变聋盲、疮癣、痤痱之类"，"或蒸热虚汗，肺痿劳嗽"。

对其病因病机，总以先天禀赋不足，复因情志失调、饮食不节、劳欲过度、房事不节等原因所导致的阴虚燥热为基本病机，主要在于阴津亏损，燥热偏盛，而以阴虚为本，燥热为标，两者互为因果，阴愈虚则燥热愈盛，燥热愈盛则阴愈虚。消渴病变的脏腑主要在肺、胃、肾，尤以肾为关键。三脏之中虽可有所偏重，但往往又互相影响。

消渴虽有在肺、胃、肾的不同，但常常互相影响，如肺燥津伤，津液失于敷布，则脾胃不得濡养，肾精不得滋助；脾胃燥热偏盛，上可灼伤肺津，下可耗伤肾阴；肾阴不足则阴虚火旺，亦可上灼肺胃，终致肺燥胃热肾虚，故“三多”之证常可相互并见。

在老年患者当中，消渴病日久，则易发生阴损及阳，阴阳俱虚的表现。消渴虽以阴虚为本，燥热为标，但由于阴阳互根，阳生阴长，若病程日久，阴损及阳，则致阴阳俱虚，其中以肾阳虚及脾阳虚较为多见。反过来，老年患者阳气衰弱，中焦运化无权，脾气虚不能转输水谷精微，则水谷精微下流注入小便，故小便味甘；水谷不能转化为精微物质，生痰生湿，储于体内，而见肥胖之痰湿之体。

在治疗方面，应抓住老年消渴患者的3个特点。

第一，“三多”症状在老年患者往往表现不明显，在区分上、中、下三消时比较困难，但是要抓住疾病的本质，其病理即不外肺燥、胃热、肾虚。因此，治疗时应该综合治疗，结合患者具体情况有所偏重，或以肺燥为主，或以胃热为主，或以肾虚为主。

第二，传统理论认为本病以阴虚为主，燥热为标，在老年患者当中，由于患病的长期性及患者的阳气衰弱，常因病程长短及病情轻重的不同，而阴虚和燥热之表现各有侧重，或者表现不显著，往往见到阴损及阳，可见气阴两虚，并可导致阴阳俱虚之证。

第三，辨变证。消渴除了基本临床表现以外，最容易发生诸多并发症，这是本病的一个特点。在很多中老年患者中，“三多”及消瘦的表现不明显，常因痈疽、眼疾、心脑病证等线索，最后确诊为本病。

因此，在治疗方面，应抓住老年患者的特点，结合具

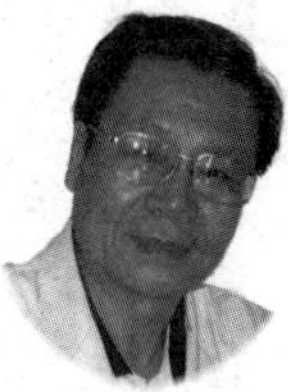

体临床表现进行辨证，总结出以治肾为主。对于阴虚患者，给予六味地黄汤加减；而对于肾阳虚的患者，给予金匮肾气丸加减治疗。

谈“风”

多数《中医基础理论》教材认为，风为百病之长，六淫之首，风邪可以夹杂诸多邪气，而伤人致病。然而很少提及“风”的生理作用，以及在临证中对疾病的有益作用。

人生活在大自然中，秉承风气而生，风就是气。风为春主令，为木气生长之气，风气通于肝，生理之风帮助人生长；疾风也就是病理之风，或者自然界不正常之风，则可使人生病。正如《金匮要略》所说：“风气虽能生万物，亦能害万物。”什么是邪气呢？陈修园解释说：“五行正气不得风而失其和。”这就是邪气。另外，陈修园还有后续的注释：“木无风则无以遂其条达之情，火无风则无以遂炎上之性，金无风则无以成其坚劲之体，水无风则潮不起，土无风则植不蕃。”

由于现代人的工作生活节奏紧张，正如《黄帝内经》所说：“今时之人不然也，以酒为浆，以妄为常，醉以入房，以欲竭其精，以耗散其真，不知持满，不时御神，务快其心，逆于生乐，起居无节……”这样易导致阴气耗损，五脏气消耗，阳气亢盛，而化风致病。另一方面，五脏之气耗损，容易夹杂其他邪气侵入人体，亦如《黄帝内经》所说:“邪之所凑，其气必虚。”因此，我们在临证中过分重视风的病理作用，忽略了风的生理作用，也就是它在临床中的好的作用。

在现代人的生活工作中，很多人由于工作和生活的关系，导致肝气郁结。据现代流行病学统计，现代患抑郁症者在逐年增多，从中医学角度来看，这其实就是风的正常功能没有发挥出来。又如我们所说的男性性功能障碍，很多人表现为性格内向，不善言辞，在中医学的辨证过程中，大多数医生认为本病为肾阳虚或肾气不足，或肾精亏，一味浪补，殊不知其为肝气不足。《黄帝内经》说“年四十，而阴气自半也”，这也是其中致病的一个原因。其实肝气不足我们在临证中很少提及，平时所提到的都是肝阳上亢，或肝阳化风，都是一派实证。为什么肝气不足会导致阴痿呢？这就是陈修园所说的“水无风则潮不起”。肝阳之气行于宗筋而阴痿起，行于肾脏则肾存志而志增。所以在治疗时，注重疏肝养肝，使肝的生理之风正常，而使水有潮。在临证选药的时候，可以选择巴戟天、柴胡、香附、防风等药物，尤其是巴戟天，现代中药学认为只是壮肾阳的药物，在《神农本草经》中对其的描述却不是那么简单。其曰:“(巴戟天)味辛微温，主治大风邪气，阴痿不起，强筋骨，安五脏，补中，增志，益气。”主治“大风邪气”，在《神农本草经》中以“主大风”为提纲的只见于两味药，一个是巴戟天，一个是防风。然而防风主要是治疗风邪给人所造成的危害，巴戟天主要是治疗风气不足给人造成的危害，说得狭义一点，就是对肾的危害。

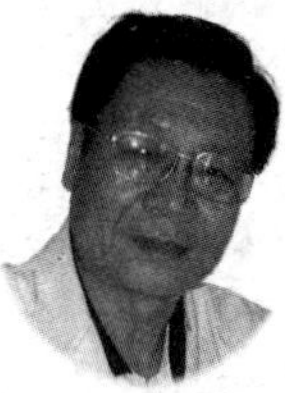

咯血病名的沿革

病名即某种疾病或病证的名称。任何一个病名的认识都需要经历一个漫长的过程。咯血这个病名是当今的统一认识。其临床表现特点是血由肺来，经气道咳嗽而出，或一咯即出，血色鲜红，常间夹泡沫或痰血相间。根据这一认识，凡经气道而出的血都应属于咯血范畴。但是，中医学在远古的时候，由于解剖学的局限，描写从口中出来的血有很多名称，如咳血、唾血、溢血、吐血、嗽血、咯血等，不胜枚举。中医学的每个病名都不是凭空编造出来的，也不是一蹴而就的，而是古代医家在长期反复的临床实践中总结出来的，是医疗实践集体智慧的结晶。这些病名确实有它的实用性和群众性，但也有其症状性和笼统性的不足，在区分疾病时容易造成混乱。因此，有必要对咯血的病名沿革进行探讨。

咳血和唾血最早在《黄帝内经》中出现。《素问·脉要精微论》云："肺脉搏坚而长，当病唾血。"《灵枢·邪气脏腑病形》云："肺脉……微急为肺寒热，怠惰，咳唾血，引腰背胸。"《素问·咳论》云："肺咳之状，咳而喘息有音，甚则唾血。"可以看出，咳血和唾血的病位在肺是比较明确的。隋代巢元方的《诸病源候论·唾血候》云："唾血者，由伤损肺，肺者为五脏上盖，易为伤损，若为热气所加，则唾血。”因此，从口腔里出来的血如咳血、唾血等，大多包括在咯血范畴中，这是很多医家基本认同的观点。

稍有争议的是吐血。有的把吐血归为上消化道出血，有的认为吐血应包括上消化道出血和呼吸道出血，有的说在唐代以前多将咳血（即咯血）包括在上消化道出血中。从“吐”字的含义看，《康熙字典》解为“泻也、出也”。《中医大辞典》解为“有物而无明显呕声称之为吐”，并未指出物从何处来。《现代汉语词典》解为“消化道或呼吸道里的东西不自主地从嘴里涌出”。由此而说，吐血可以包括上消化道出血和呼吸道出血，而且是比较大的出血。现代临床经验告诉我们，吐出咖啡样物，伴有恶心呕吐或食物残渣的，多为上消化道出血，而伴有咳嗽、咳痰、胸闷、胸痛，且吐出血色鲜红的，多为呼吸道出血。因此，可以从描述吐血原文的伴随症状来区别是消化道出血还是呼吸道出血。第一个提出吐血病名者首推汉代张仲景。《金匮要略》有这样的描述：“夫酒客咳者，必致吐血，此因极饮过度所致也”；“夫吐血，咳逆上气，其脉数而有热，不得卧者，死”；“病人面无色……烦咳者，必吐血”。张仲景描写吐血的条文不多，但描写吐血时都伴有咳嗽的症状，很显然其提出的吐血就是现在所说的咯血。而且张仲景记载的吐血并不包括上消化道出血。至于上消化道出血，张仲景仍沿用《黄帝内经》的呕血名称。因此可以认为，张仲景是第一位对咯血提出比较完整的理法方药的医家。华佗撰写的《中藏经·吐血证脉》云“肺病吐衄血……”也明显指出肺病

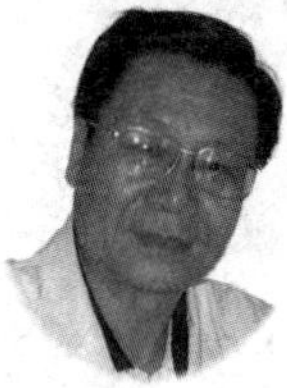

可致吐血。

隋代巢元方所著的《诸病源候论》记载，“吐血有三种，有内衄肺痈，有伤胃。内衄者，出血如鼻衄，但不从鼻孔出，是从近心肺间津液出，还流入胃内，或如豆汁，或如血衄血凝停胃里，因即满闷便吐，或去数斗乃是一斛是也。肺痈者，言饮酒之后，毒满便吐，吐已之后有一合二合，或一升半升是也。得之于劳倦，饮食过常所为也；肺痈者，或饮酒之后毒满闷，吐之时，血从吐后，或一合半升一升是也。”明确指出吐血有两种情况：一是由心肺导致，另一种是胃导致。

唐代名医孙思邈的《千金要方·吐血》也认为“吐血有三种，有内衄，有肺痈，有伤胃”。从《诸病源候论》和《千金要方》的论述来看，吐血已涉及心、肺、胃 3 个脏腑，即包括呼吸道出血和上消化道出血。

宋代的《圣济总录》最早提出了咯血这一病名。《圣济总录·咳嗽唾脓血》云：“咳嗽唾脓血者，由肺感寒气，咳嗽，伤于阳脉也，心主血，肺主气，血随气行，气上逆，故咳而有血，寒邪壅热，与肺间津液相搏，凝滞蕴结，故又为脓，因咳而咯唾脓血也。”之后张从正在其《儒门事亲》中列有专篇论述，《儒门事亲·咯血衄血嗽血》云：“夫男子妇人，咯血，衄血，嗽血，咳脓血，可服三黄丸、黄连解毒汤、凉膈散……”据此看来，呼吸道出血尽管有许多名称，如咯血、咳血、唾血、吐血等，但临床基本上只将它们归为一类。

明清时期，张景岳《景岳全书·血症》云：“吐血失血等症，凡见喘满咳嗽，及左右腔膈间有隐隐胀痛者，此病在肺也。”显然，张景岳是根据伴随症状来区分吐血部位的，认为吐血包括呼吸道出血。

《姜春华论医集》说：“在左心房衰竭时，因肺与支气管静脉间侧支破裂，可能痰中带血，中医称为咯血；如大量咯血，则中医称为吐血。”事实上已对咯血与吐血做了明确的界定。一千多年前张仲景描述的吐血相当于当今的咯血，自隋代巢元方以后，人们的认识在不断提高和深化，但吐血一直涵盖着上消化道出血和呼吸道出血。

正确地区分这些病名，避免将历史文献中的有关吐血理论和方药统统归于上消化道出血的范畴，有利于深入研究咯血证治的发展史，同时也有利于中医病名的规范化。正如《中医症状诊断学》所说：“应分辨者，却是历代医学文献中，有将咯血称为吐血的，如《金匮要略·惊悸吐衄下血胸满瘀血病脉证治》篇‘烦咳者，必吐血’；《伤寒论》中则笼统地称为‘亡血’。因此，后世呕血、咳血不分，统称为吐血。尽管血均从口出，但病不同，名称、概念上皆须严格区分。”

当今的吐血单指上消化道出血，其血从胃而来，从口而出，血色暗或呈咖啡色，甚则鲜红，或夹食物残渣，多见于胃、十二指肠溃疡等消化道疾病。从症状和病史来看，咯血和吐血很容易区分，但在历史文献资料中，则需注意分辨。

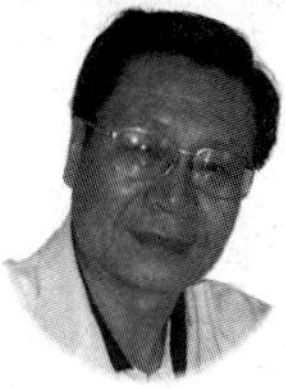

从《金匮要略》胸痹篇探讨张仲景对比较法的运用

方显明

比较法，是分析和确定各种现象之间的共同点和相异点的逻辑方法。中医学对于人体种种生命活动现象及其与自然界千丝万缕的联系的认识，主要通过直接观察，广泛运用比较的逻辑方法而获得。因此，比较法是中医学较常用的一种方法，在中医理论的形成与发展中起到了重要的作用。张仲景的《金匮要略》（以下简称《金匮》），是一部辨证论治杂病的专著，书中许多篇章都运用了比较法。其中合篇就是很好的例证，如合血痹虚劳为一篇，是比较了二者的病理基础均是由气血虚损所致，故将之合篇讨论。特别是胸痹篇，所载原文共9条，出方9首（不含附方），其中言病机者2条，胸痹证者5条，心痛证者2条，每条原文前后均有密切的联系和异同之比较，可以说是反映张仲景运用比较法的重要篇章之一。兹就该篇内容，对张仲景运用比较法做深入探讨。

1. 脉因对举，以详病机

比较，是以事物间的同一性和差异性作为基础的。同一性是指事物间的相互联系，相互转化；差异性是指事物间的内在区别。脉象有浮沉迟数、微细弦大等不同，它们之间既互相联系，又相互区别。以浮沉而论，没有浮即无所谓沉，没有沉亦无所谓浮，二者可以相互转化，这是它们的同一性。但是，浮与沉又是脉之向上和向下的两种不同趋势，这就是它们的差异性。中医诊脉就是从同异之中，去辨别疾病的部位与性质。《金匮要略》胸痹篇中，言脉者有两条原文。一条说："夫脉当取之太过不及，阳微阴弦，即胸痹而痛，所以然者，责其极虚也。"所谓"阳微阴弦"，是言脉之太过与不及 。《医宗金鉴》解释说："阳微，寸口脉微也，（关前为阳）阳得阴脉，为阳不及，上焦阳虚也；阴弦，尺中脉弦也，（关后为阴）阴得阴脉，为阴太过，下焦阴实也。凡阴实之邪，皆得以上乘阳虚之胸，所以病胸痹心痛。"可见，阳与阴是言部位之不同，微与弦言性质之差异。但也有认为"阳微指浮取而微，阴弦指沉取而弦"者。究竟如何理解"阳微阴弦"呢？从原文便不难知道仲景之原意："胸痹之病……寸口脉沉而迟，关上小紧数……"此条"寸口脉沉而迟，关上小紧数"，即胸痹之主脉。尤怡《金匮要略心典》注云："寸口亦阳也，而沉迟则等于微矣。关上小紧亦阴弦之意，而反数者，阳气失位，阴反得而主之。"这里的阳脉与寸口、微脉与沉迟、阳脉与关上、弦脉与小紧数，是互相对应的。张仲景在此以脉对举，相互印证，补述了前条言"阳"与"阴"之不明。显然，把"阳"与"阴"解为"浮取"与"沉取"实属不妥。实际上，"阳微阴弦"是以脉论病机，道破了本病乃胸阳不足，阴寒搏结之实质。张仲景论因之原文有两条。一条强调当"责其极虚"，并反复解释"今阳虚知在上焦，所以胸痹心痛者，以其阴弦故也"。另一条说："平人无寒热，短气不足以息

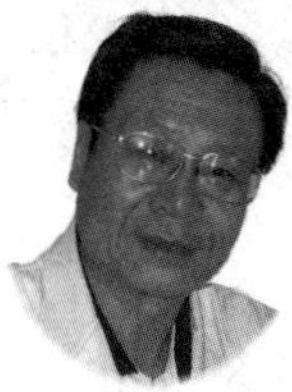

者，实也。”尤怡注云：“平人，素无疾之人也，无寒热，无新邪也，而仍短气不足以息，当是里气暴实，或痰或食或饮碍其升降之气而然。”指出“实”即痰饮或宿食之邪，因其邪阻气滞，故气短不足以息，此乃胸痹心痹痛之兼证。前说“极虚”，是着眼于本，后说“实”者，是着眼于标。这是以虚实对举，互为补充，说明了本病的病理性质乃虚实夹杂，本虚标实。

2. 证治对举，以别异同

就目的而言，运用比较法就是要从现象到本质，把表面上相似而本质上却差异很大的不同点找出来进行比较。只有同中求异，透过现象看本质，才能把握疾病的规律。

（1）异证异治，当分轻重缓急：“胸痹之病，喘息咳唾，胸背痛，气短……瓜蒌薤白白酒汤主之”。此条言胸痹病的主证及治疗。胸痹病之主证为胸背痛，短气，喘息咳唾，良由阳气不足，寒饮阻滞所致，故用通阳散结、化痰泄浊之瓜蒌薤白白酒汤治疗。“胸痹不得卧，心痛彻背者，瓜蒌薤白半夏汤主之”。这里言胸痹即胸背痛、短气、喘息咳唾等证，所不同的是，此条多“不得卧，心痛彻背”的证候。尤怡《金匮要略心典》说：“胸痹不得卧，是肺气上而不下也；心痛彻背，是心气塞不和也，其痹为尤甚矣，所以然者，有痰饮为之援也。”指出了本证乃痰浊壅盛，气机痹阻而致，是痹甚之表现。前后两条对举，前者证轻，后者证重，故于前方加半夏以化痰蠲饮。“胸痹缓急者，薏苡仁附子散主之”。对于“缓急”之解，《金匮直解》认为“寒气客于上焦则痛急……寒邪散则痛缓”。此说有一定道理。但笔者认为，“缓急”是偏正复词，重在“急”字上，说明胸痹病急者，急当温阳缓急舒络，故用薏苡附子散。此与前二条均属胸痹，一为主证，一为重证，一为急证，各有其不同的特点，故治疗也因证而异。至于心痛，“心中痞，诸逆，心悬痛，桂枝生姜枳实汤主之”。此条心悬痛由痰饮停积、气痹不通所致，治当通阳开痹，以化痰饮，故用桂枝生姜枳实汤。“心痛彻背，背痛彻心，乌头赤石脂丸主之”。此条心痛因阴寒凝滞、络痹不通而致，与上条同为心痛，前者证轻，只有“心悬痛”，后者证重，不仅疼痛由心及背，而且由背及心，心背相互牵引而痛剧，故用大辛大热之乌头赤石脂丸温经逐寒，以止疼痛。上下互参，因病机不同，病之程度不一，故方药亦殊不相同。

（2）同证异治，须辨脏腑虚实：“胸痹心中痞，留气结在胸，胸满，胁下逆抢心，枳实薤白桂枝汤主之，人参汤亦主之”。胸痹见心中痞气，胸满，胁下逆抢心，这是寒气上逆，气机凝滞，痛势已发展到胃脘与两胁。所举两方，证似相同，但以方测证，可知本质上有很大的差异。前者偏实，必有脉弦紧有力等实寒证，故治以行气开结、温通化痰，用枳实薤白桂枝汤，“祛邪之实，即以安正”；后者偏虚，当见脉细肢冷，气少乏力，故治以益气温中祛寒，“养阳之虚，即以逐阴”。二者病机不一，一实一虚，故治疗亦截然不同。“胸痹，胸中气塞，短气，茯苓杏仁甘草汤主之，橘枳姜汤亦主之”。胸痹病仅见胸中痞闷、短气，是痰气痹阻，其证较轻，因病位不一，治法亦不同。前者因

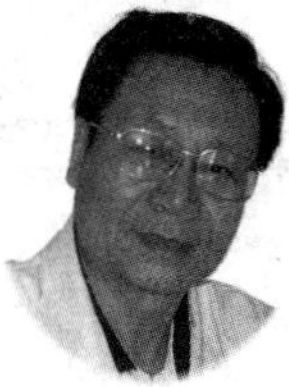

痰饮停于胸膈，肺气失宣，以短气为主。水停则伤气，故当利尿，用茯苓为君，杏仁为臣，君臣相辅，以开肺利气而化痰饮。后者因饮积中焦，胃失和降，以胸中痞闷为主。痰阻则气滞，故宜理气，用橘枳为君，利气化痰，生姜为臣，散寒和胃，使气畅而痰消。二者一从肺治，一从胃治，亦属同病异治之例。

因病机与病位有本质不同，故采取了不同的治疗方法，这种比较具有丰富的辩证法思想。

“同”与“异”是相对的，而不是绝对的，同中有异，异中有同。胸痹、心痛虽是两个不同的病证，但亦可见到相同的证候。胸痹之“心中痞气”与心痛之“心中痞”，均指胃中痞闷胀满，因其证略同，故治疗亦大致相同。胸痹之“心痛彻背”与心痛之“心痛彻背，背痛彻心”，同是“心痛彻背”之证，前者因痰浊阻痹胸阳所致，其证轻于心痛；后者因阴寒凝滞，闭阻心络，其证重于胸痹，故出“背痛彻心”四字，以示区别。两者虽有同样证候，但因性质不同，程度有异，故治疗亦当区别轻重。

3. *方药对举，以循法规*

《金匮要略》胸痹篇所载方剂 9 首，其中 4 首以方对举。如枳实薤白桂枝汤与人参汤，主要证候相同，但有虚实之别，故从虚实不同而论治；茯苓杏仁甘草汤与橘枳姜汤，主要证候相同，但其病位各异，故从肺胃病位不同而论治。两条都是举方而略证，通过以方测证，而详同病异治之由。再从张仲景用药规律看，该篇治疗胸痹多用瓜蒌、薤白为主药。胸痹合心痛短气者，则以桂枝、枳实、厚朴、薤白、瓜蒌、生姜并用。而胸痹心痛之急证、重证，则多以乌头、附子为主药制方。由此可见，张仲景论治胸痹心痛，偏用温药，重在通阳温阳、行气泄浊，其组方亦多因证而异，有法可度，有规可循。因此，张仲景治疗胸痹、心痛之方，迄今一直在临床上广为沿用。

总之，从《金匮要略》胸痹篇中不难看出，张仲景在辨证论治中十分重视运用比较的方法，善于从异中求同、同中求异，去认识不同疾病之现象和本质，从而决定正确的治疗方法。因此，探讨张仲景对比较法的运用，学会在临床诊治中能够看出异中之同或同中之异，对于提高我们鉴别事物现象的能力，掌握中医辨证论治的精髓，确实很有裨益。

方剂组成原则

方剂中，方指医方；剂，古作齐，指调剂。现在在校学生在学习方剂时，只注重方，不注重剂。这也就是为什么在校医学生毕业后，不会开处方，或者开出处方效果不好，固然有辨证是否准确的关系，但是在论治时的方剂的正确开具也是一个重要的原因。

方剂是治法的体现，是根据配伍原则，总结临床经验，以若干药物配合组成的药方。《隋书·经籍志》云："医方者，所以除疾疢、保性命之术者也。"《汉书·艺文志》云："调百药齐，和之所宜。"

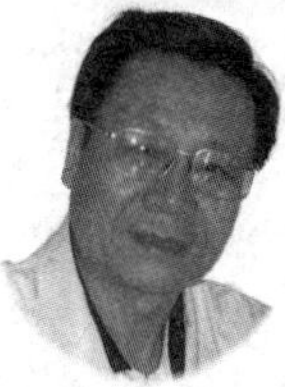

中国很早已使用单味药物治疗疾病，并经过长期的医疗实践，又学会将几种药物配合起来，经过煎煮制成汤液，即是最早的方剂。《黄帝内经》虽仅载方13首，但对中医治疗原则、方剂的组成结构、药物的配伍规律及服药宜忌等方面都有较详细的论述，奠定了方剂学的理论基础。张仲景的《伤寒论》载方113首，《金匮要略》载方262首，由于组方合法，选药精当，用量准确，变化巧妙，疗效卓著，被后世尊为经方。在伤寒方中所使用的剂型有汤剂、丸剂、散剂、栓剂、软膏剂、酒剂、醋剂、灌肠剂、洗剂、浴剂、熏剂、滴耳剂、灌鼻剂、吹鼻剂等，几乎包括了除注射剂以外的所有传统剂型。

方剂一般由君药、臣药、佐药、使药四部分组成。“君臣佐使”的提法最早见于《黄帝内经》。《素问·至真要大论》载有“主病之谓君，佐君之谓臣，应臣之谓使”；“君一臣二，制之小也。君二臣三佐五，制之中也。君一臣三佐九，制之大也”。历代医家对其含义各有解释。元代李东垣说：“主病之为君，兼见何病，则以佐使药分治之，此制方之要也。”明代何柏斋说：“大抵药之治病，各有所主。主治者，君也。辅治者，臣也。与君药相反而相助者，佐也。引经及治病之药至病所者，使也。”可见，君、臣、佐、使的含义是经过不断补充而逐渐完善的。君药是方剂中针对主证起主要治疗作用的药物，是必不可少的，其药味较少，药量根据药力相对较其他药大。臣药协助君药，以增强治疗作用。佐药是协助君药治疗兼证或次要症状，或抑制君、臣药的毒性和峻烈性，或为其反佐。使药引方中诸药直达病证所在，或调和方中诸药。

方剂的分类很多，清代程钟龄在《医学心悟》中提出“汗、和、下、消、吐、清、温、补”八法；汪昂在《医方集解》中提出补养、发表、涌吐、攻里、表里、和解、理气、理血、祛风、祛寒、清暑、利湿、润燥、泻火、除痰、消导、收涩、杀虫、明目、痈疡、经产、救急二十二类，均是按功效分类。现代教材的方剂分类主要以汪昂在《医方集解》提出的分类方法为蓝本。

方剂按照一定结构组成后，在临床运用过程中还必须根据病证的不同阶段，病情的轻重缓急，患者的不同年龄、性别、职业，以及气候和地理环境做相应的加减化裁，方能达到切合病情、提高疗效的目的。

方剂的加减变化包括药味加减、药量加减和剂型更换。药味加减变化是指方剂在君药、主证不变的情况下，随着兼证或次要症状的增减变化而相应地加减臣药和佐药，若因药味加减而引起君药和主证改变时，则属另行组方。药量加减变化是指由相同药物组成的方剂，由于加减其中某些药物的剂量而使方剂的功效和治疗范围有所扩大或缩小，若因药量的增减而使方剂的君药和主证完全改变时，也属重新组方。但是，在根据治法组方时，也要依照方剂的组方原则，不能胡乱堆砌药物，导致有药无法，贻误患者病情。

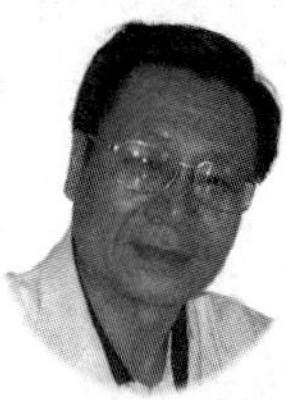

浅谈方剂用量

古今名医方剂，用药剂量颇具特色，蕴意深刻，疗效卓著。分析其处方用药，各药量该大则大，该小则小，君药大可至数两，数倍于常规剂量，佐使药却可小至几分。通常是药味少而用量精当，力专效宏。一定之病有一定不移之剂量，量变则方变、法亦变，治病亦变。用药以胜病为主，不拘分量之多少。煎服药法为因人之强弱、因病之轻重而调节用药量的重要途径，故而有张仲景与李东垣等不厌其详的煎服药法。中医处方用药不应乱添剂量，使治病失去法度而疗效不佳。

中医方剂讲“方”也要讲“剂”。我们常背的方歌只是方，而“剂”的应用却是一个很重要的问题。经常有人讲“中医不传在于量”，实际就是在讲一个“剂”字。现在中医师只注重方，不注重剂，故疗效不佳，也对中医失去信心。

其实，中药剂量是临证最根本的问题的之一，是一个貌似简单、实则相当精深的问题。不知者忽略之，稍有心思者则认为它与治疗效果关系重大。古今名医，没有不在用量上细加揣摸的。针对这个问题，好好总结一下前人用药经验，应当很有启发。

“柴胡半斤，黄芩三两，人参三两，甘草三两，半夏半升（洗），生姜三两（切），大枣十二枚（擘）。上七味，以水一斗二升，煮取六升，去滓，再煎取三升，温服一升，日三服。

若胸中烦而不呕者，去半夏、人参，加瓜蒌实一枚；若渴，去半夏，加人参，合前成四两半，瓜蒌根四两；若腹中痛者，去黄芩，加芍药三两。若胁下痞硬，去大枣，加牡蛎四两；若心下悸，小便不利者，去黄芩，加茯苓四两；若不渴，外有微热者，去人参，加桂枝三两，温覆微汗愈；若咳者，去人参、大枣、生姜，加五味子半升，干姜二两”。

以上摘自《伤寒论》原文，据多方考证，东汉一两相当于现代 13.92g，据此柴胡用量在 110g 左右，现在是想都不敢想的，然而原方“煮取六升，去滓，再煎取三升，日三服”，可以看出，如果按原方开出的方剂，现代的患者也就服了原方的 1/6 的量，也就是柴胡在 18.56g，如果在这个量的基础上，我们给患者再每日两服，那么用量在正常范围内，而小柴胡汤的效果也显现出来。而现在的中医师遣方时乱添剂量，疗效可想而知。

了解古代的度量衡，对于掌握中医方剂的药物用量是很重要的。1981 年考古发现汉代度量衡器“权”，以此推算古方剂量，解决了历史上古方剂量的一大疑案，对仲景学说的教学、科研、攻关、临床应用意义重大。兹据柯雪帆教授归纳整理的资料并经反复称量核实，摘要介绍如下。

斤 =250g（或液体 250mL，下同）；两 =15.625g；升 =液体 200mL；合 =20mL；圭 =0.5g；龠 =10mL；撮 =2g；方寸匕 =2.74g，金石类药末约 2g，草木类药末约 1g；半

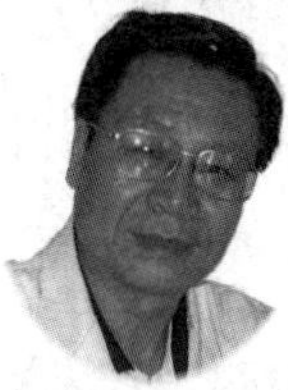

方寸匕＝一刀圭＝一钱匕＝1.5g；一钱匕＝1.5～1.8g；一铢＝0.7g；一分＝3.9～4.2g；梧桐子大＝黄豆大；蜀椒1升＝50g；葶苈子1升＝60g；吴茱萸1升＝50g；五味子1升＝50g；半夏1升＝130g；虻虫1升＝16g；附子大者1枚＝20～30g，中者1枚＝15g；乌头1枚，小者3g，大者5～6g；杏仁大者10枚＝4g；栀子10枚，平均15g；瓜蒌大小平均，1枚46g；枳实1枚约14.4g；石膏鸡蛋大，1枚约40g；厚朴1尺约30g；竹叶一握约12g。

在了解方剂剂量的基础上，还应该掌握古方的煎煮方法，从古方的煎煮方法和剂量，我们可以权变成现代的方剂剂量。比如被尊为“方书之祖”的桂枝汤：“桂枝三两（去皮），芍药三两，甘草二两（炙），生姜三两（切），大枣十二枚（擘）。上五味，㕮咀三味，以水七升，微火煮取三升，去滓，适寒温，服一升……若一服汗出病差，停后服，不必尽剂。若不汗，更服依前法。又不汗，后服小促其间，半日许令三服尽。若病重者，一日一夜服，周时观之。服一剂尽，病证犹在者，更作服，若不汗出，乃服至二三剂”。从桂枝汤的服法看，我们现在开具桂枝汤时，剂量是古方的1/3即可。这样，既不违背药典，也能取得好的疗效。

验方止咳合剂

1. 方药组成

炙紫菀10g，浙贝母10g，桔梗10g，茯苓12g，蒸百部 10g，橘皮 6g，法半夏 10g，炙枇杷叶 10g，旋覆花 10g，前胡 10g，甘草 6g。

2. 性质功效

止咳化痰，顺气化痰，降逆止咳。

3. 主治病证

咳嗽（风痰恋肺型），凡久咳不已，伴见胸闷气紧、喉中作痒、气逆即咳、咳痰不爽，苔白，脉滑者。临床多用于以咳嗽为主要症状的慢性咽喉炎、慢性气管炎、间质性肺炎等呼吸道疾病患者，尤其适用于慢性咽喉炎所致之咳嗽。

4. 服用方法

每日 1 剂，水煎取药液 100mL，分 3 次饭后服。7 剂为 1 个疗程，一般服 1 ～ 2 个疗程。服药期间，忌生腥、酸辣、腌制之品。

5. 加减运用

兼风热头痛者，加桑叶 10g、蔓荆子 10g；口渴苔少者，加麦冬 10g、沙参 10g；兼风寒表证者，加荆芥 10g、防风 10g；胸闷气紧、苔白者，加麻黄 6g、杏仁 10g；咳嗽气急、痰黄黏稠者，加桑白皮 l0g、黄芩 10g。

6. 方义分析

本方宗程钟龄《医学心悟》止嗽散化裁而成。原方主治外感咳嗽，咳痰不爽。于原方去荆芥，用前胡易白前，加旋覆花、法半夏（亦可用清半夏）等下气化痰之品，则成化痰止咳之剂。方中紫菀、百部温润化痰，理肺止咳，治久嗽不瘥，喉中奇痒；橘皮、法半夏、茯苓、甘草燥湿

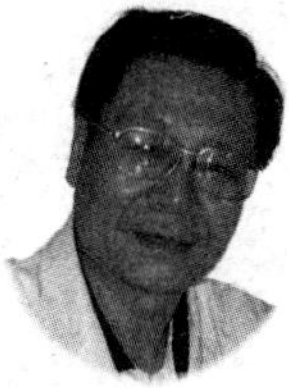

化痰，调和脾胃；旋覆花、前胡、浙贝母、枇杷叶下气化痰，降逆止咳，使气降则痰降，痰化则气畅，冲逆之咳自可平息；桔梗合甘草利气化痰，开宣肺气。诸药相伍，宣降相辅，共畅气机，从而达到顺气化痰、降逆止咳之目的。此方温而不燥，其性平和，大凡新久咳嗽，由外感而引发者咸宜。

略谈小青龙汤应用

小青龙汤证见于《伤寒论·辨太阳病脉证并治》第 40、41 条。第 40 条云："伤寒表不解，心下有水气，干呕，发热而咳，或渴，或利，或噎，或小便不利，少腹满，或喘者，小青龙汤主之。"第 41 条云："伤寒，心下有水气，咳而微喘，发热不渴。服汤已，渴者，此寒去欲解也，小青龙汤主之。"《金匮要略·痰饮咳嗽病脉证并治》云："病溢饮者，当发其汗，大青龙汤主之，小青龙汤亦主之。"亦云："咳逆，倚息不得卧，小青龙汤主之。"《金匮要略·妇人杂病脉证并治》云："妇人吐涎沫，医反下之，心下即痞，当先治其吐涎沫，小青龙汤主之。"

综合仲景用小青龙汤五条观之，此方所治有咳喘，身体重痛，浮肿，吐涎沫，干呕，或噎，或利，或小便不利，少腹满等肺、脾、肾之脏病证，但其病机均与寒饮内停，肺失宣降有关。《素问·咳论》谓："皮毛者，肺之合也，皮毛先受邪气，邪气从其合也。其寒饮食入胃，从肺脉上至于肺则肺寒，肺寒则外内合邪，因而客之，则为肺咳。”小青龙汤证与此描述恰好相符，其病理涉及内伤、外感两方面：肺脾虚寒，脾寒不能散精归肺，肺寒又不能敷布津液，凝结为饮，壅阻于肺，肺气宣降失调，成为咳逆、倚息不得卧的支饮；或因肺失宣降，津凝不布，水液流行归于四肢，成为身体重痛的溢饮。素体肺脾虚寒，一旦风寒束表，即影响肺气的宣降和水津的敷运，成为外寒内饮的机理。小青龙汤为麻黄汤、桂枝汤之合方化裁而出，喻嘉言曰：“盖无形之感夹有形之痰互为胶漆，其当胸窟宅，适在太阳经位，唯于麻、桂方中，倍加五味、半夏以涤饮而收阴，加干姜、细辛以散结而分解，合而用之，令药力适在痰饮绾结之处，攻击片时，则无形之感从肌肤出，有形之痰从水道出，顷刻分解无余。”小青龙汤方中有干姜而无生姜，柯琴晓其理曰：“以干姜易生姜者，生姜之殊气不如干姜之猛烈，其大温足以逐心下之水，苦辛可以化五味之酸，且发表既有麻黄、细辛之直锐，更不藉生姜之横散矣。”外感之证，忌用五味子敛邪，兼痰嗽者尤忌之，唯与干姜并用，济之以至辛之味，则辛可胜酸，金可制木，分毫无碍矣。干姜与五味子并用，有逐饮肃肺之功，无闭门留寇之过，陈修园于此又有精义发挥，以肺司呼吸而具阖辟之力，如机关灵动活泼，其阖辟之力适均，则呼吸自顺。小青龙汤方中干姜司肺之辟，五味子司肺之阖，细辛以发动其阖辟活泼之机。小青龙汤中，当以此三味为主，故他药皆可加减，此三味则缺一不可。《重订通俗伤寒论》云：“风寒外搏，痰饮内伏，发为咳嗽气喘者，必须从小青龙加

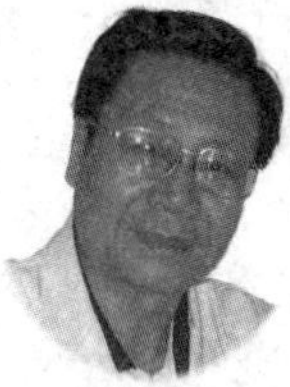

减施治。盖君以麻、桂辛温泄卫，即佐以芍、草酸甘护营。妙在干姜与五味拌捣为臣，一温肺阳而化饮，一收肺气以定喘。又以半夏之辛滑降痰，细辛之辛润行水，则痰饮悉化为水气，自然津津汗出而解。若不开表而徒行水，何以解风寒之搏束？若一味开表，而不用辛以行水，又何以去其水气？此方开中有阖，升中有降，真如神龙之变化不测。设非风寒而为风温，麻、桂亦不可擅用，学者宜细心辨证，对证酌用也。”尤在泾云：“龙之谓为灵，能幽能明，能大能小，或登于天或入于水，以布雨之师，亦行水之神也。”因此，小青龙汤在外能兴云致雨以散表郁之寒，内则翻江倒海以利寒饮于内散，里温外散，表里同治，使之肺阳宣达，寒饮自散。

根据多年的临床经验，我认为小青龙汤主治外寒内饮之证，其应用有五大证：一是支饮证；二是咳逆、倚息不得卧；三是咳大量泡沫痰；四是背冷如掌大；五是脉弦。应用时但见一证便是，不必俱全，有是证，用是方。现代常用治慢性支气管炎或急性发作、支气管哮喘、老年性肺气肿等属外寒内饮证者。

止嗽散的应用

止嗽散方出自清代程国彭的《医学心悟》，可治新久咳嗽，无论外感内伤，皆可用之。应用止嗽散治疗咳嗽常收奇效，可以说，止嗽散方“药极轻微，而取效甚广”，确为临床治咳良方，辨证加减运用，常能获得满意的疗效，为临床治咳的常用方之一。

1. 宣散并温润，主治风寒咳嗽

《医学心悟·咳嗽》指出：“风寒初期，头痛鼻塞，发热恶寒而咳嗽者，用止嗽散加防风、紫苏叶、生姜以散邪。”说明本方主治风寒咳嗽。本方多用于风寒咳嗽后期，风寒表证不著，或有轻微恶寒，或咽痒则咳，咳痰不爽，痰白或黏，舌苔薄白，脉浮者。应用时，一般以橘红易橘皮，橘红化痰止咳，且对咽痒而咳者效果较好。若表寒仍较明显者，加紫苏叶、防风；表寒甚者，可适加麻黄；咳重加杏仁，与桔梗、白前配合，宣降并用，使肺气得畅。方中紫菀化痰止咳，温而不热，润而不燥，不论新久、寒热之咳皆可用之，偏于风寒者尤为适宜，其长于化痰，止咳力缓，无敛邪之弊。若咳久不愈，可酌加款冬花，因其止咳之力较强而化痰之力较缓，与紫菀相伍，增强止咳化痰之功。若痰较多者，加茯苓、苏子。兼气虚者，酌加党参益气。若风寒咳嗽郁久有化热之征，酌加黄芩或青黛以清肺。

2. 宣润配辛凉，用治风热咳嗽

本方温润平和，不寒不热，故适当加减也可用治风热咳嗽，但适宜于风热咳嗽表证不著，咳甚而频者。使用该方主要在于取其宣润及化痰之功，要在宣畅肺气，润肺化痰。应用时去荆芥，白前易前胡；有表热者加牛蒡子、连翘；咳重加杏仁；痰黏或黄而难以咳出者加浙贝母、瓜蒌；咽红而痛者加板蓝根、射干；阴伤舌红、口干者加沙参。

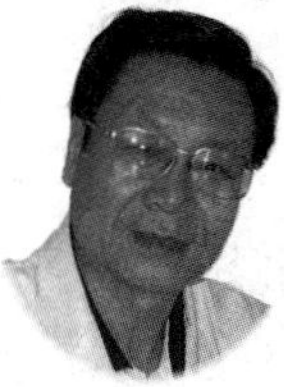

3. 宣润伍清透，可治肺热咳嗽

止嗽散并非直接用于肺热咳嗽治疗的主方，但肺热咳嗽存在肺气失宣，郁而生热，可取本方宣降之功，透解邪热，且润而不伤津液。肺热灼津为痰，肺郁不宣则津液失于敷布而为痰，本方可宣肺化痰。因此，本方稍作调整，可治肺热咳嗽。应用时去荆芥、白前，加青黛、黄芩等品以清肺热；咳重加前胡、杏仁；痰黄而黏者加浙贝母、瓜蒌清肺化痰散结；咽红而痛者加牛蒡子、蚤休、射干。

4. 温宣重化痰，可愈痰浊咳嗽

《医学心悟·咳嗽》指出：“若湿气生痰，痰涎黏稠者，用止嗽散，加半夏、茯苓、桑白皮、生姜、大枣以祛其湿。”本方加减可用治痰浊咳嗽。临床症见咳嗽痰多色白，胸部满闷不适，舌苔白而偏腻，则可选用。应用时，本方去荆芥，加半夏、茯苓、枳壳，即本方合用枳桔二陈汤，宣畅肺气，燥湿化痰。若痰湿咳嗽日久，脾失健运，出现食少便溏，腹满，倦怠乏力，可遵《医学心悟》之说，合用异功散施治。

5. 宣润兼调气，适于郁火咳嗽

《医学心悟·咳嗽》指出：“若七情气结，郁火上冲者，用止嗽散，加香附、贝母、柴胡、黑山栀。”郁火主要是指肝郁化火，上逆侮肺，肺失宣肃而致咳。止嗽散宣降肺气，润肺化痰止咳，并无清泄郁火之功，但肺气得以宣降，则郁火可泻，此为治疗郁火咳嗽的前提，可在此基础上进行加减。应用时减荆芥，加青黛、栀子、黄芩清泄肺热、郁火；痰黏加浙贝母、瓜蒌、海浮石、合欢皮。

6. 润肺且杀虫，亦治肺痨咳嗽

《医学心悟·咳嗽》指出："若肾经阴虚，水衰不能制火，内热，脉细数者，宜朝用地黄丸滋肾水，午用止嗽散，去荆芥，加知母、贝母以开火郁，仍佐以葳蕤胡桃汤。"这说明本方适当配伍加减，亦可治阴虚咳嗽。因方中百部可润肺止咳，又可治痨杀虫，故止嗽散也可用于治疗以咳为主症的肺痨。肺痨以阴虚为主或气阴两虚证均可以本方加减施治。应用时去荆芥、桔梗，加沙参、麦冬、黄精、百合等滋阴润肺之品；咳痰而黏者加贝母；痰黏而黄者加黄芩；痰少咳重者加五味子或乌梅；手足心热者加知母、地骨皮。

止嗽散能用于多种咳嗽的治疗，主要在于该方"温润平和，不寒不热，既无攻击过当之虞，又有启门驱贼之势。是以客邪易散，肺气安宁"。本方用药充分注意到肺为娇脏的生理特性，治疗在于顺应并恢复其生理功能，故取效甚广。开宣肺气以桔梗，降气化痰用白前，升降相伍；紫菀化痰止咳，温润不燥；百部润肺，化痰止咳；橘皮易橘红化痰作用较好；甘草调和诸药。《医学心悟》曾两处提到治疗风寒咳嗽以该方加荆芥，似原方应无荆芥。正因为该方具有宣降肺气、润肺化痰止咳之功，且性味平和，故可以作为基础方，稍事加减调整，便可用于风热、肺热、痰浊、郁火、肺痨阴虚等咳嗽的治疗。不论施于何证，该方体现的宣、降、润、化之功不可变，再结合病证性质，或散风热，或清肺热，或重化痰，或泻郁火，或润肺养阴杀虫，以适应不同咳嗽的治疗。

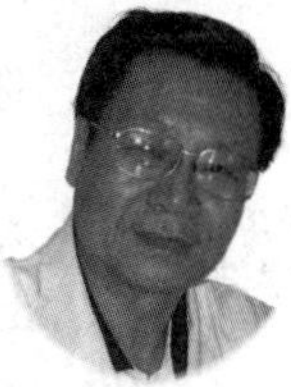

对天麻钩藤饮的认识

方显明

天麻钩藤饮是平息内风的方剂，载于胡光慈《杂病证治新义》一书。本方由天麻、栀子、黄芩、桑寄生、杜仲、益母草、夜交藤、朱茯神各9g，钩藤（后下）、川牛膝各12g组成，具有平肝潜阳、补益肝肾、清热活血功用，是中医学治疗肝阳上亢的经典代表方，主要治疗肝阳偏亢、肝风上扰所引起的头痛眩晕、失眠多梦、耳鸣失聪、烦热口苦、脉弦舌红等症状。该方治疗肝阳上亢型高血压病，效果明显。

阴虚阳亢反映高血压病的主要病理基础。肝阳上亢为肝肾阴亏，肝阳扰于上所表现的上实下虚证候。肝脏是以血为体，以气为用，血属阴，气属阳，故称为体阴用阳。肝为风木之脏，体阴而用阳，肝阴不足，阴不潜阳，或肾水不足，水不涵木而致肝阳上亢，风阳上扰清空。因此，张景岳说："此等证候原非外感风邪，皆由内伤血气也。"《素问·至真要大论》曰："诸风掉眩，皆属于肝。"《金匮翼》云："中风之病，其本在肝。"《素问玄机原病式·五运主病》云："风火皆属阳，多为兼化，阳主升动，两动相搏则为之旋转。"肝为木脏，性易升动，头为诸阳之会，耳目乃清净之窍，风阳升动，上扰清空，多见眩晕、头痛、急躁易怒，甚至卒然昏倒，故肝阳上亢以头目眩晕、头痛而

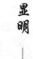

胀、心烦恼怒、脉弦为主症。因此，高血压病以本虚标实为多，其病之本为阴阳失调，病之标为内生之风，病变重在肝肾，尤以肝为主。根据“谨守病机，各司其属……疏其血气，令其条达，而致和平”的辨证思想，实现机体的阴阳平衡是中医辨治高血压的根本。

流行病学的调查证实，高血压病的发生与肝阳上亢关系密切，证候的构成比与症状的临床意义显示肝阳上亢是高血压病各期及不同病程中构成比最高的证候，表明高血压病肝阳上亢证型临床发病率高，研究有特殊意义，因而治疗着眼于平肝潜阳。天麻钩藤饮治疗肝阳上亢证疗效已为临床证实。据我们临床应用观察，服药后多数患者血压均有不同程度的下降，有的可降至正常或接近正常范围。随着血压的下降，头晕、头痛、心慌、气促、失眠等自觉症状亦相应减轻或消失。据部分病例观察，血压下降开始于服药后 2 ～ 7 日，10 日之后降压效果很显著，病期愈早、疗效愈好。这说明，选用天麻钩藤饮是符合中医临床与实践的。

天麻钩藤饮全方有平肝潜阳、补益肝肾、清热活血的作用，现代药理研究证实，该方有直接扩张血管、抑制血管运动中枢、作用于血管感受器反射性地引起降压三方面的不同作用。其中平肝潜阳类药天麻、钩藤、石决明主要有降低大脑皮质兴奋性，通过抑制血管运动中枢引起降压。《本草纲目》曰:“天麻，乃肝经气分之药，入厥阴之经而治诸病。”罗元益云:“眼黑头眩，风虚内作，非天麻不能治。天麻乃定风草，故为治风之神药。”现代研究证明，天

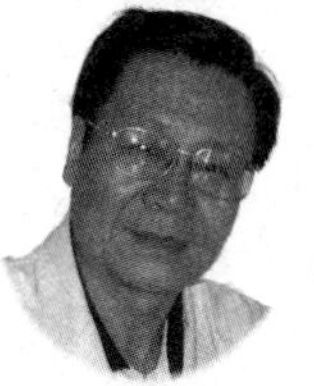

麻及天麻蜜环菌菌丝具有降血压、减慢心率、舒张外周血管、增加心脏血流的作用。钩藤用于治疗高血压有一定疗效，《本草纲目》曰：“钩藤，手足厥阴药也，足厥阴主风，手厥阴主火，惊痫眩晕，皆相火为病，钩藤通心包于肝木，风静火息，诸症自除。”现代研究认为，钩藤及其生物碱能抑制细胞外钙离子内流，抑制细胞内钙离子的释放，此作用与经典钙拮抗剂相似。石决明平肝潜阳，治风阳上扰，头痛眩晕。《本草经疏》云：“石决明，足厥阴药也。”黄芩、栀子、益母草清热活血。《珍珠囊》认为黄芩“除阳有余，凉心去热，通寒格”。据观察，黄芩虽经长期服用，仍能继续发挥降压作用，无副作用。栀子清火，益母草活血，协同黄芩清热平肝活血。牛膝、杜仲、桑寄生补益肝肾。现代药理研究发现，它们有不同程度的降压作用，《本草纲目》曰：“杜仲，古方只知补肾，唯王好古言是肝经气分药，润肝燥，补肝虚，杜仲能入肝而补肾，子能令母实也。”临床报道表明，杜仲治疗高血压病，能降低血压，改善临床症状。桑寄生补肝肾、强筋骨，现代药理研究认为是兴奋循环系统的内感受器，通过迷走神经传入纤维抑制血管运动中枢，而产生降压作用。《医学衷中参西录》曰：“牛膝，除脑中痛，是以引其气下行，并能引其浮越之火下行，是以能愈也。”综上所述，天麻钩藤饮具有多方面降压机理融为一体的治疗优势，治疗肝阳上亢型高血压病是有其理论、实验、临床及药理基础的。研究天麻钩藤饮的作用机制，将为古方今用提供可靠的实验依据。

天麻钩藤饮作为一张治疗肝阳上亢型高血压病的经典

方，也有学者对其作用机制做了临床实验研究。用天麻钩藤饮治疗原发性高血压病，观察治疗前后的内皮素、降钙素基因相关肽的改变，发现该方能促进降钙素基因相关肽的释放，从而使血管扩张，血压下降。基于天麻钩藤饮能够调整高血压病患者的内皮素、降钙素基因相关肽代谢失衡状态，从而使血管扩张，紧张度下降，我们推测天麻钩藤饮可能与促进持续基础的血管扩张因子释放有关。若能找到天麻钩藤饮与这些物质的内在联系，将有益于阐明其作用机理，并提供可靠的实验依据。

解析温胆汤

温胆汤最早出自于南北朝时期名医姚僧垣的《集验方》，其后，《外台秘要》及《千金要方》均有引载。温胆汤作为治疗内科杂病的名方流传至今，经久不衰，是治疗心气不足，胆虚不宁的良方。然而却因其世代相传，广被先贤发挥活用，故主治繁杂。历代对温胆汤方有所记述。《千金要方》云："温胆汤疗大病后虚烦不得眠。"后世以《三因方》温胆汤最为出名，云温胆汤主治"心胆虚怯，触事易惊，或梦寐不祥，或异物感惑，心惊胆怯气，郁生涎，涎与气搏，变生诸证，或短气悸乏，或体倦自汗，四肢浮肿，饮食无味，心虚烦闷，坐卧不安"。清代名医汪昂在《医方集解》中亦云："治胆虚痰热不能眠，虚烦惊悸，口苦呕涎。"《医方考》曰："胆热呕痰，气逆口苦，梦中惊悸者，

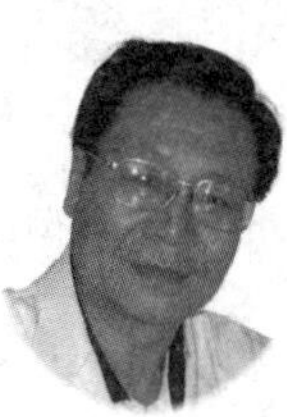

此方主之。”《绛雪园古方选注》曰:“热入足少阳之本，胆气横逆，移于胃而为呕，苦不眠。”

温胆汤之命名，盖由于胆为甲木，主阳气的生发，为清静之府，喜静谧而恶烦扰，喜温和而主生发，喜柔润而恶壅郁。若病后和久病，失其常则木郁不达，胃气因之不和，进而化热生痰；或宿有痰饮未消，胸膈之余热未尽，必伤少阳之气，则有痰热内阻，胃气上逆，呕吐干哕，或有虚烦惊悸等症。方中以半夏为君，降逆和胃，燥湿化痰；以竹茹为臣，清热化痰，止呕除烦；枳实行气消痰，使痰随气下；佐以橘皮理气燥湿，茯苓健脾渗湿，俾湿去痰消；使以姜、枣、甘草益脾和胃而协调诸药。诸药相济相须，虽不治胆而胆自和，盖所谓温胆者，乃温通之温，非温凉之温。因此，本方可利胆和胃、涤痰清热。

另外，对于温胆汤证之痰浊是湿痰还是热痰，实为辨证又一难点。考《张氏医通》在温胆汤的变化中云:“胆之不温，由于胃之不清，停蓄痰涎。”其后又云:“故用二陈之辛温以温胆涤痰。”《成方便读》亦云:“此方纯以二陈、竹茹、枳实、生姜和胃豁痰、破气开郁之品，内中并无温胆之药。”这些评述所及之痰证多言痰涎，而非明示热痰，方药分析中均提出以“二陈”涤痰、豁痰，从而表明温胆汤之痰阻，应为湿痰无疑。但胆热之证易化热，方中虽无大量清热化痰之品，但竹茹除可清胆和胃以外，又有清化热痰之功，故而提示本方证也有湿痰郁而化热病理的存在。因此，以方测证可知，温胆汤适于湿痰为主，或湿痰开始化热之痰证。

温胆汤应以清胆为主，变化竹茹以合证。《医方考·火门》云："胆，甲木也，为阳中之少阳，其性以温为常候。"《古今名医方论》谓及温胆汤功用时云："温之者实凉也。"而观其全方，清胆者仅竹茹一药也，其甘寒而恰入胆胃经，既可清胆热，又可化痰热，一药而照顾全面。然竹茹之使用精要，全在乎于随证权变用量，一是须遵惊烦的轻、中、重程度，来推断胆热的病理情况，并随之调整竹茹用量的多寡；二是从舌苔颜色的变化来判断湿痰化热的程度，即苔白、淡黄还是黄腻，从而辨别化热的情况，来调整竹茹用量的轻重。因于竹茹清热化痰之功妙在勤于变化，于是成为方中用药斟酌的又一机要。

综合全方，共奏理气化痰、清胆和胃之效，对于痰热内扰之惊悸癫痫，服之可使热清痰消，惊平痫定，对于胆热胃逆之虚烦、呕吐，服之则胆清胃和，烦除呕止。

应用炙甘草汤经验

余在多年的临证中，应用中医药治疗心血管疾病积累了较多的经验，特别是应用炙甘草汤治疗心律失常，颇有心得，现记录一二。

血是在心气推动下循环于脉道之中以营养周身的红色液体，内注五脏六腑，外滋四肢百骸，是维持人体的重要物质。

脾胃是造血的主要器官，《灵枢·邪客》就已指出："五

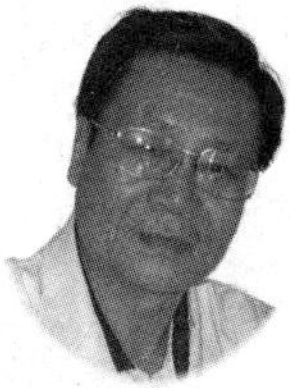

谷入于胃也，其糟粕、津液、宗气分为三隧……营气者，泌其津液，注之于脉，化以为血。”明末清初医家喻嘉言更直截了当地说：“盖饮食多自能生血，饮食少血不生。”

虽然血的生成在脾胃，然而其应用却在心脏。心脏是血行的动力，心脏和血脉相互联系，互相贯通，互相配合，共同完成血液的正常运行。血液循着脉管运行不息，从而将血液中的营养物质不断地输送到全身，以供给机体生理活动的需要。虽然血液循环是心与血脉共同的活动，但心脏是起主导的、主要的作用。《黄帝内经》云“心主身之血脉”，“诸血者，皆属于心”，血液具有营养作用，脉是血行的隧道。

血液是营养机体的主要物质，营养的好坏直接影响着人体包括心脏功能的活动。心脏与血脉功能状况可以通过面部色泽来表现，故临床上医生可以从患者面部的色泽来判断心脏和血脉的情况。《黄帝内经》指出“心者，生之本，神之变也，其华在面，其充在血脉”，“心之合脉也，其荣色也”。正常时，心脉充盛，则面色红润光泽。如果心与血脉虚弱，则面色苍白无华；心气衰竭，则血行无以推动，必致气血瘀滞，面色灰暗或青紫；血虚，则心血不足，心脉空虚，而见面无血色，㿠白无华，脉数或结代，怔忡惊悸。

可见，心、血、脉三者，在生理上是互相联系，密不可分的；在病理上则又是互相影响的，其中任何一方出现异常，就可发生有关疾病。

炙甘草汤是《伤寒论》治疗心动悸、脉结代的名方。

其证是由伤寒汗、吐、下或失血后，或杂病阴血不足，阳气不振所致，这是本方应用的特点。阴血不足，血脉无以充盈，加之阳气不振，无力鼓动血脉，脉气不相接续，故脉结代；阴血不足，心体失养，或心阳虚弱，不能温养心脉，故心动悸。该方能滋心阴、养心血、益心气、温心阳，以复脉定悸。方中重用生地黄滋阴养血为君，原方生地黄用量一斤，《名医别录》谓生地黄“补五脏内伤不足，通血脉，益气力”。而炙甘草用量在四两，再配伍人参、大枣益心气，补脾气，以资气血生化之源；阿胶、麦冬、麻仁滋心阴，养心血，充血脉，共为臣药。佐以桂枝、生姜辛行温通，温心阳，通血脉，诸厚味滋腻之品得姜、桂则滋而不腻。用法中加清酒煎服，以清酒辛热，可温通血脉，以行药力，是为使药。诸药合用，滋而不腻，温而不燥，使气血充足，阴阳调和，则心动悸、脉结代皆得其平。正如柯琴所说：“仲景于脉弱者，用芍药以滋阴，桂枝以通血，甚则加人参以生脉；未有地黄、麦冬者，岂以伤寒之法，义重护阳乎？抑阴无骤补之法与？此以心虚脉代结，用生地为君，麦冬为臣，峻补真阴，开后学滋阴之路。地黄、麦冬味虽甘而气大寒，非发陈蕃莠之品，必得人参、桂枝以通脉，生姜、大枣以和营，阿胶补血，酸枣安神，甘草之缓不使速下，清酒之猛捷于上行，内外调和，悸可宁而脉可复矣。酒七升，水八升，只取三升者，久煎之则气不峻，此虚家用酒之法，且知地黄、麦冬得酒良。”

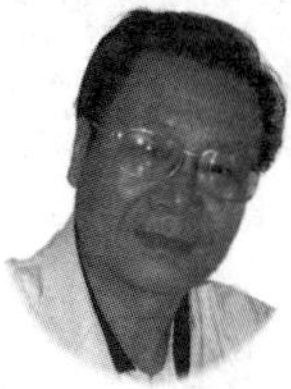

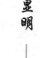

真武汤在心血管疾病中的应用

《伤寒论》云:“太阳病发汗，汗出不解。其人仍发热，心下悸，头眩，身瞤动，振振欲擗地者，真武汤主之。”又云:“少阴病，二三日不已，至四五日，腹痛，小便不利，四肢沉重疼痛，自下利者。此为有水气。其人或咳，或小便不利，或下利，或呕者，真武汤主之。”真武汤由茯苓、芍药、白术、生姜、附子组成。主要用于：①少阴阳虚，水气内停，腹痛，小便不利，四肢沉重疼痛，或咳，或呕，或下痢，或肢体浮肿，舌体胖，有齿痕，苔白滑，不欲饮，脉沉细者。②外感表证，发汗太过，阳气大虚，水气内动，心悸，头眩，身瞤动，震颤欲倒地，舌脉如前者。真武汤所治诸证，其机理都是由于肾阳不足，不能化气行水，脾阳虚弱，不能运化水湿，以致水停三焦为患。三焦为人身之水道，下出肾系，上连于肺，外达腠理，内及肠胃，皆与三焦相关联。今因肾中阳虚，不能化气行水，以致决渎不行，小便不利，水液不能正常排出体外，于是水寒凝结于里而腹痛；外滞于肢体而四肢沉重疼痛，甚至水肿；上干清阳则眩；凌于心则悸；内犯脾胃，脾不治水则呕吐、腹泻。若外感表证，发汗太过，阳气大虚，不能温煦经脉，故身瞤动，震颤欲倒地。这些症状的产生，与肾阳虚不能化气行水，脾阳虚不能运化水湿直接相关。舌体胖大、脉沉细是水湿停蓄体内的反映，也是辨证的依据。

真武汤为治少阴阳虚、水邪为患的有效名方，不限于脾肾疾病，对于心血管疾病，只要符合阳虚水泛机理，即可应用。因此，上述见证，“但见一证便是，不必悉具”：①风湿性心脏病面色萎暗、咳嗽喘急，重者不得卧、脉结代，或沉细而数，于真武汤加防己、黄芪、葶苈子，以增强行水之功；如喘息不得卧、自汗出者，可加人参、五味子以益气固脱。②高血压病见眩晕头痛、耳鸣心悸、行动气急、夜尿增多、筋惕肉瞤、舌胖苔白滑、脉细者，真武汤加牛膝、桑寄生、泽泻。③冠心病见心前区痛、气短、心悸、自汗、形寒肢冷者，真武汤加瓜蒌、薤白、半夏，以通阳宣痹。④充血性心力衰竭见心悸、气喘、畏寒肢冷、腰酸、尿少、面色苍白或青紫、全身浮肿、舌淡苔白、脉沉细或结代者，真武汤生姜换干姜，加桂枝、泽泻、益母草，以增强温阳利水功效；或加人参增强强心作用。⑤心动过缓或阵发性心动过速真武汤方证具备者，可加人参补益心气，生姜改干姜，效佳。

温法在心血管疾病中的应用

心居胸中、清阳之位，外应夏气，其性属火，而为太阳。诚如《素问·六节藏象论》所云：“心者，生之本，神之变也；其华在面，其充在血脉，为阳中之太阳，通于夏气。”指出心为“阳中之太阳”的基本生理特点。心居上

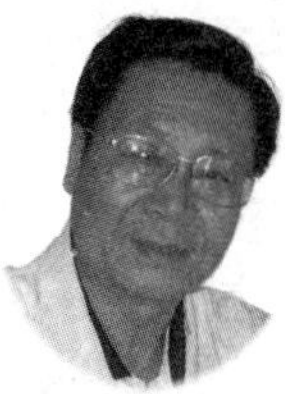

焦，属阳脏而主阳气，心主一身之血脉，藏神而主导全身，其生理功能正常与否均与阳气盛衰相关。《血证论》谓："心为火脏，烛照万物。"即指心的阳气旺盛不仅能推动血液的运行，尚能温煦人体，营养全身，主宰生命。"心为五脏六腑之大主"，凡肺、肝之气机升降有序、脾胃之腐熟运化、肾阳之温煦蒸腾及气化运转等，均依赖于心阳的温化作用，故古人把心脏比喻为"太阳"，又有"心者，君主之官"之称。由于心的生理特点，决定了心血管疾病的基本病机为上焦阳气不足，心阳不振，以致阴邪上乘，水饮、痰浊、瘀血互结，则血脉痹阻，而发胸痹心痛，终致阴竭阳脱乃至死亡。心为阳脏、主阳气的特性决定了心血管疾病的基本病机，同时也确立了温法在心血管疾病中应用的理论依据。温法是运用温热性的药物，以祛除寒邪、恢复人体的阳气，适用于脏腑经络因寒邪为病的一种治法，是八法中的重要治疗法则。现将温法在治疗心血管疾病中的运用简述如下。

1. 冠心病

冠心病临床多见胸膺痞闷、气憋喘促、四肢不温、冷汗出、语言低微、舌苔白腻、脉弦或滑，一派阳虚寒凝之象，多因阳气不足，阴寒内盛，痰浊、瘀血互结，血脉痹阻，而发胸痹心痛。从证候特点上看，冠心病属中医学"胸痹"范畴。《金匮要略·胸痹心痛短气病脉证治》言："夫脉当取太过不及，阳微阴弦，即胸痹而痛，所以然者，责其极虚也。今阳虚知在上焦，所以胸痹、心痛者，以其阴弦故也。"指出了胸痹的病机为"阳微阴弦"。所谓"阳微"，即阳不足；"阴弦"，即阴太过。治疗上注重温通心阳，开痹散寒，化痰通瘀。《灵枢·五味》云："心病者，宜食……薤。"方剂多用瓜蒌薤白白酒汤、瓜蒌薤白半夏汤、枳实薤白桂枝汤等加减。兼有气滞者，则加枳壳、檀香、桔梗等；兼血瘀者，则加丹参、川芎、桃仁、红花等。五脏阳气以肾为本，肾阳虚则寒生，寒凝血脉，心脉瘀阻，故心阳不足往往伴有肾阳不足之征象，常加人参、附子等温肾助阳。

2. 心力衰竭

心力衰竭临床多见胸闷气短、动则尤甚、喘息不能平卧、咳嗽吐白痰、手足不温、下肢水肿、舌体胖大、苔白润、脉沉细无力等。究其本，心力衰竭始于气虚、阳虚，最后形成痰饮、水湿、血瘀的复杂证候，主要涉及心、肺两脏，但可进一步累及肝、脾、肾。从证候特点上看，应属于中医学"喘证""水肿"等范畴。《金匮要略·痰饮咳嗽病脉证并治》云："病痰饮者，当以温药和之。"治疗上宜温阳益气、活血利水。方剂多用真武汤、参附汤等加减。喘甚，加桑白皮、炙麻黄等；肿甚，加葶苈子、益母草等；瘀甚，加丹参、水蛭、赤芍等。

3. 心律失常

心律失常临床多见胸闷气短、心悸、乏力、面白、手足不温、舌淡苔白、脉细数结代等，多因心脏阳气不足，阴血亏虚。阳虚无力鼓动心脉，阴虚不能荣养心血，故发为心动悸、脉结代。本病与肾阳虚也有密切关系，血液的运行全赖于心阳的作用，但心阳又源于肾阳之气，肾阳虚，推动无力，脉象不相连续，痰、瘀、水互结体内。从证候

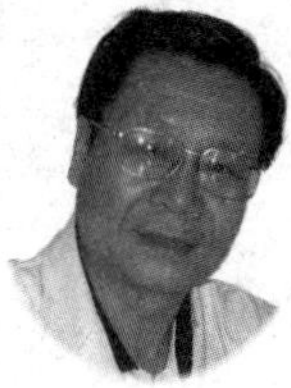

特点上看，心律失常属中医学“心悸”范畴。本病根于阴阳两虚，治疗上多用温阳益气、滋阴养血之法。方剂多用炙甘草汤、桂枝甘草汤等加减。心悸甚，加龙骨、牡蛎等；气虚甚加黄芪等；阳虚甚加附子、干姜等。

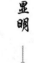

小柴胡汤治疗
胆汁反流性胃炎

胆汁反流性胃炎是指十二指肠中的胆汁反流到胃腔，胆汁或连同胃酸、胃蛋白酶共同损伤胃黏膜而造成炎症。由于大量十二指肠液反流到胃中，引起胃黏膜充血、糜烂、水肿等一系列病理变化。临床以上腹灼痛、口干苦、胆汁样呕吐、嗳气反酸为主要表现，属中医学“胃脘痛”“嘈杂”“胆瘅”“呕胆”“胃痞”等范畴，病机多由饮食不节，胃气损伤，或情志失调，肝胆疏泄不畅引起。

中医学早在《黄帝内经》即有“善呕，呕有苦……邪在胆，逆在胃，胆液泄则口苦，胃气逆则呕苦，故曰呕胆”；“口苦者……病名曰胆瘅”的记载，《素问·六元正纪大论》云：“木郁之发，民病胃脘当心而痛。”《沈氏尊生书·胃痛》云：“胃痛，邪干胃脘病也，唯肝气相乘为尤甚，以木性暴，且正克也。”黄元御云：“木生于水，长于土，土气冲和则肝随脾升，胆随胃降。”认为呕吐、胃痛等与肝胆失于疏泄，横克脾胃有关。脾胃居于中焦，为升降之枢纽，主司受纳消化功能，脾以升清为顺，胃以降浊为和，清升浊降才能维持人体正常的消化吸收与排泄功能，而这一过程有赖于肝之正常疏泄，使胆汁顺降以助消化。肝胆互为表里，肝主疏泄，胆主贮藏胆汁，胆以通降为顺，其通借肝之疏泄，其降赖胃气下行。而肝胆与脾胃是木土乘克关系，若七情内伤，或过度紧张劳累，或饮食不节，使肝失疏泄，胆气郁滞，横逆犯胃，胃失和降，气机升降失调，而出现胃痛、痞满、嘈杂、嗳气等症；肝胆经气不利，郁而化热，则见口苦。

仔细琢磨，发现胆汁反流性胃炎的临床表现与中医学的少阳病颇为相似。《伤寒论》云："伤寒五六日中风，往来寒热，胸胁苦满，嘿嘿不欲饮食，心烦喜呕，或胸中烦而不呕，或渴，或腹中痛，或胁下痞硬，或心下悸，小便不利，或不渴，身有微热，或咳者，小柴胡汤主之。"亦云："血弱气尽，腠理开，邪气因入，与正气相搏，结于胁下，正邪交争，往来寒热，休作有时，嘿嘿不欲饮食，脏腑相连，其痛在下，邪高痛下，故使呕也，小柴胡汤主之。"以上条文揭示了呕不止是少阳胆火上犯阳明胃腑。因胆为中清之府，附寄于肝，又少阳主胆，少阳为三阳之枢机，主升发、和降、开合，胆与胃经脉上互为络属，若少阳枢机不利，疏泄失司，则上逆犯胃。因此，治疗胆汁反流性胃炎应立和解少阳、顺降阳明为大法。

小柴胡汤出自张仲景《伤寒论》，功能疏肝利胆、和胃降逆，用于少阳枢机不利所致口苦咽干、胸胁苦满、嘿嘿不欲饮食、心烦喜呕诸症。方由柴胡、黄芩、制半夏、党参、大枣、生姜、炙甘草组成。其中柴胡苦平，气质轻清，

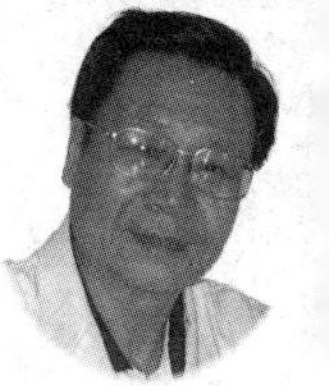

疏解少阳之郁滞；黄芩苦寒味重，清除郁热；生姜、制半夏调理脾胃以降逆宽中；党参、炙甘草、大枣健脾益气以和中，扶正祛邪。本方寒温并用，升降协调，疏利三焦，条达上下，宣通内外，和畅气机，从而调节胆汁的排泄、幽门括约肌的舒缩，改善胃肠功能障碍。现代药理研究表明，柴胡具有解热、镇静、健脾、护肝的作用，能疏泄胆汁，促进食物消化；半夏能增加胃肠道运动，既能增加胃肠道平滑肌蠕动，又能缓解其过度紧张，还可调节胃液、胆汁的分泌，有抑制炎症和利胆的作用；黄芩抑制和清除幽门螺杆菌，加速炎症吸收和消退，制止出血；生姜有效成分对胃肠平滑肌有松弛作用；甘草、党参有调节胃泌素的分泌和胃蛋白酶活力水平，增强胃黏膜的修复再生能力和屏障作用。因此，小柴胡汤有保肝利胆的作用，明显抑制胆汁反流导致的胃黏膜水肿、充血、瘀血等改变，减轻胃内炎细胞浸润及腺体增生性改变，达到治疗胆汁反流性胃炎的治本目的。

半夏泻心汤治疗慢性胃炎的体会

半夏泻心汤出自张仲景的《伤寒论》第149条，其曰：“伤寒五六日，呕而发热者，柴胡汤证具，而以他药下之，柴胡证仍在者，复与柴胡汤。此虽已下之，不为逆，必蒸蒸而振，却发热汗出而解。若心下满而硬痛者，此为结胸也，大陷胸汤主之。但满而不痛者，此为痞，柴胡不中与之，宜半夏泻心汤。”《金匮要略》第10条云：“呕而肠鸣，心下痞者，半夏泻心汤主之。”半夏泻心汤是调和寒热、辛开苦降治法的代表方，临床用于治疗慢性胃炎疗效显著。

脾胃同处中焦，升清降浊，是气机升降的枢纽。脾主升，胃主降，相反相成。脾气升，则水谷之精微得以输布；胃气降，则水谷及其糟粕得以下行。叶天士在《临证指南医案》中说：“脾宜升则健，胃宜降则和。”认为“脾胃之病……其于升降二字，尤为紧要”。因此，无论何种原因导致脾胃气机升降失常，都会引起脾胃病。正如《素问·阴阳应象大论》所说：“寒气生浊，热气生清。清气在下，则生飧泄，浊气在上，则生䐜胀。此阴阳反作，病之逆从也。”脾为太阴，其气易虚，虚则有寒；胃为阳明，受邪易实，实则易热。因脾胃病易虚易实、易寒易热的生理特性，临床上脾胃病寒热互结、虚实错杂之证居多。

慢性胃炎属中医学“胃脘痛”“胃痞”“嘈杂”等病证范畴，是最常见的消化系统疾病，临床上以呃逆嗳气、胃脘部胀闷不适或嘈杂不舒、纳呆乏力为主要表现。由于当代人生活、起居、工作、环境等在不停变化，一方面饮食不节，过食肥甘、冷饮，吸烟酗酒，环境污染，致病因素寒热错杂，易伤脾胃；另一方面是情志不舒，生活工作压力增大，竞争激烈，情绪波动大，形成肝气郁结，横逆犯胃。因此，慢性胃炎由于饮食不节，损伤脾胃，或情志失调，气郁伤肝，横逆犯胃，致脾胃气机升降失常，以胃失和降尤为突出。其病程较长，病情反复，一般表现为本虚

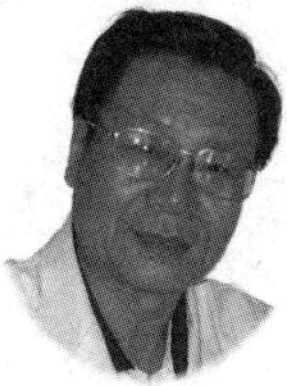

标实，虚实夹杂，寒热错杂。

半夏泻心汤由半夏、黄芩、黄连、人参、干姜、大枣、甘草7味药物组成，是治疗寒热错杂、虚实夹杂所致痞证的著名方剂。方中人参、甘草、大枣甘温益气补其虚，半夏、干姜辛散开结散寒，与人参、甘草、大枣配伍升补清阳，黄连、黄芩苦降清热以泄其浊阴。尤在泾论曰:“痞者，满而不实之谓。夫客邪内陷，既不可从汗泄，而满而不实，又不可从下夺，故唯半夏、干姜之辛，能散其结。黄连、黄芩之苦，能泻其满。而其所以泄与散者，虽药之能，而实胃气之使也。用参、草、枣者，以下后中虚，故以之益气，而助其药之能也。”纵观全方，一方面用辛开苦降、寒温并投以祛“客邪”，另一方面用甘温调补以扶正，同时正复方能邪祛，也是驱除“客邪”之前提。全方起到辛开苦降、补泻兼施、上下复位、中气得和、痞证自除的作用，真可谓“一升一降，气机调和，一温一寒，阴阳协调”。

因此，半夏泻心汤辛开苦降、寒温并用、攻补兼施，善于清化中焦湿热，恢复脾胃升降功能，不但满而不痛的痞证，凡湿热内蕴，气机不降，脾胃升降失常所致病证，皆可变化使用，尤其在慢性胃炎中应用甚广。

十八反、十九畏的认识和体会

方显明

中医药的发展是我们的祖先在生活、生产活动中，在一些有意、无意的反复实践与认识过程中，逐渐创造并积累起来的宝贵经验，由此而形成的独特理论体系和应用形式，在临床上具有普遍的指导意义。中药配伍就是这一理论体系的重要一支，一直为各个医家所遵循。

早在《神农本草经》一书中即云："药有阴阳配合，子母兄弟，根茎华实，草石骨肉。有单行者，有相须者，有相使者，有相畏者，有相恶者，有相反者，有相杀者。凡此七情，合和视之。当用相须、相使者良，勿用相恶、相反者。"中药"十八反"与"十九畏"即中药配伍相恶、相反者，其始于《本草经集注》，至《珍珠囊补遗药性赋》，历时千余载并编纂成歌诀，其歌云："本草明言十八反，半蒌贝蔹及攻乌，藻戟芫遂俱战草，诸参辛芍叛藜芦。"又云："硫黄原是火中精，朴硝一见便相争，水银莫与砒霜见，狼毒最怕密陀僧，巴豆性烈最为上，偏与牵牛不顺情，丁香莫与郁金见，牙硝难合京三棱，川乌草乌不顺犀，人参最怕五灵脂，官桂善能调冷气，若逢石脂便相欺。"以上论述成为中医临床用药的金科玉律，为历代所推崇，一直被视为配伍禁忌，沿用至今。

然而，在临床中却发现，"十八反""十九畏"诸药，有一部分同实际应用有些出入。例如，感应丸中的巴豆与牵牛同用；甘遂半夏汤中甘草同甘遂并列以治"留饮"，海藻玉壶汤合用甘草和海藻主治"石瘿"；十香返魂丹将丁香、郁金合用；大活络丹乌头与犀角合用；《本草纲目》中亦有人参与五灵脂同用的记载；近代《蒲辅周医案》中曾用"四君子汤"加"失笑散"治疗胃溃疡；等等。可见，

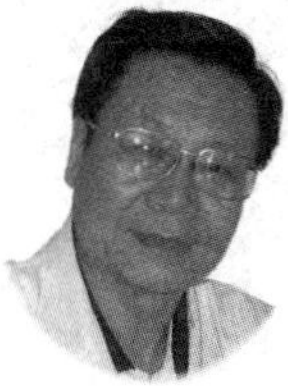

“十八反”“十九畏”在无数临床医家的实践中，正孕育着新的嬗变，其相畏、相恶的概念也发生了局部质变。例如，临床上治疗淋巴结炎伴明显淋巴结肿大患者，常将海藻与甘草同用；治疗小儿外受寒邪，遇冷即喘嗽、胸膈痞满者，常将附子与半夏合用，取其散寒涤痰之效；胃脘痛属脾胃虚寒，脾虚湿困，日久运化失司而聚痰者，常用健脾温中祛寒之附子理中丸加半夏、茯苓，以求健脾和胃、燥湿化痰等。实践证明，这些本属相畏、相反的药物，经合理使用，常常取得满意疗效，而无任何不适。

为此，作为当代中医人，对中药“十八反”与“十九畏”的问题有待进一步研究。即古训宜遵古而不可泥古，应持科学态度做临床验证，当运用现代科学技术，发挥多学科的力量，大力发展中医药学，对药物间的相互作用、相互影响做进一步的深入实验与观察，研究其机理，不断总结经验，更好地为临床服务。同时，对“十八反”“十九畏”中的药物，若无充分根据和应用经验，仍须避免盲目配合应用，确保用药安全。

人参的临证应用

人参这味药，现代中药学认为：其味甘、微苦，性平；归肺、脾、心经。功效大补元气，补脾益肺，生津，安神益智。在临证时笔者发现，一些《中药学》教材中关于人参的功效和性味归经的描述不是很贴切。

在《神农本草经》中，关于人参的论述是“气味甘、微寒，无毒。主补五脏，安精神，定魂魄，止惊悸，除邪气，明目，开心，益智。久服轻身延年”。所以，首先在性味上，《神农本草经》就与现代《中药学》教材有出入。其次，在功效上也是有出入的。在这方面，清代陈修园的解释是比较中肯的。以下是陈修园关于人参的注解：陈修园在对人参进行注解时云：“《本经》止此三十七字。其提纲云：主补五脏，以五脏属阴也。精神不安、魂魄不定、惊悸不止、目不明、心智不足，皆阴虚为阳亢所扰也。今五脏得甘寒之助，则为定之、安之、止之、明之、开之、益之之效矣。曰邪气者，非指外邪而言，乃阴虚而壮火食气，火即邪气也。今五脏得甘寒之助，则邪气除矣。余细味经文，无一字言及温补回阳。故仲景于汗、吐、下阴伤之证，用之以救津液。而一切回阳方中，绝不加此阴柔之品，反缓姜、附之功。故四逆汤、通脉四逆汤为回阳第一方，皆不用人参。而四逆加人参汤，以其利止亡血而加之也；茯苓四逆汤用之者，以其在汗、下之后也。今人辄云：以人参回阳。此说倡自宋、元以后，而大盛于薛立斋、张景岳、李士材辈，而李时珍《本草纲目》尤为杂沓。学人必于此等书焚去，方可与言医道。”

又曰：“仲景一百一十三方中，用人参者只有十七方：新加汤、小柴胡汤、柴胡桂枝汤、半夏泻心汤、黄连汤、生姜泻心汤、旋覆代赭汤、干姜黄芩黄连人参汤、厚朴生姜半夏人参汤、桂枝人参汤、四逆加人参汤、茯苓四逆汤、吴茱萸汤、理中汤、白虎加人参汤、竹叶石膏汤、炙甘草

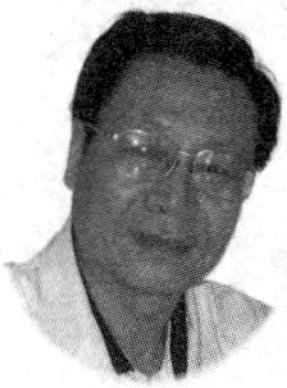

汤，皆是因汗、吐、下之后，亡其阴津，取其救阴。例如，理中汤、吴茱萸汤以刚燥剂中阳药太过，取人参甘寒之性，养阴配阳，以臻于中和之妙也。”

又曰：“自时珍之《纲目》盛行，而神农之《本草经》遂废。即如人参，《本经》明说微寒，时珍说生则寒，熟则温，附会之甚。盖药有一定之性，除是生捣取汁冷服，与蒸晒八九次，色味俱变者，颇有生熟之辨。若入煎剂，则生者亦熟矣。况寒热本属冰炭，岂一物蒸熟不蒸熟间，遂如许分别乎？尝考古圣用参之旨，原为扶生气安五脏起见。而为五脏之长，百脉之宗，司清浊之运化，为一身之橐籥者，肺也。人参唯微寒清肺，肺清则气旺，气旺则阴长而五脏安。古人所谓补阳者，即指其甘寒之用不助壮火以食气而言，非谓其性温补火也。陶弘景谓功用同甘草。凡一切寒温补泻之剂，皆可共济成功。然甘草功兼阴阳，故《本经》云：主五脏六腑。人参功专补阴，故《本经》云：主五脏。仲景于咳嗽病去之者，亦以形寒饮冷之伤，非此阴寒之品所宜也。”

从以上陈修园的注释来看，人参功专补五脏阴气，五脏阴气足则阳不亢，神安，魄定，魂收，意专，志守。另外在六腑当中，胆为奇恒之腑，既有脏的功能，又有腑的功能，属清净之腑，为中正之官，主决断十一官。胆的作用就是不使十一官的功能偏盛偏衰，如果其脏虚弱，则决断功能失常。因此，人参亦能补胆之虚，使胆气足，决断正常。

山楂的临证应用

山楂出自《神农本草经集注》，味甘、酸，微温，归脾、胃、肝经，功能消食化积、行气散瘀、止泻止痢。现代医学认为，山楂含有酒石酸、柠檬酸、山楂酸、维生素C、黄酮类、内酯、糖类及苷类等。药理研究证明，山楂能增加胃中消化酶的分泌，促进消化，所含脂肪酶可促进脂肪分解；所含多种有机酸能提高蛋白酶的活性，使肉食易消化。山楂药效成分还具有收缩子宫、强心、抗心律失常、增加冠脉血流、扩张血管、降低血压、对痢疾杆菌及大肠杆菌有较强的抑制作用等。根据文献资料及个人临床体会，本人认为山楂的应用大致可归纳为3个方面。

1. 醒胃理脾，助消化而除食积

《脾胃论》云："夫脾者行胃津液，磨胃中之谷，主五味也。胃伤饮食不化，口不知味，四肢困倦，心腹痞满，兀兀欲吐而恶食……伤食者，有形之物也。轻则消化，或损其谷，此为最妙。"山楂健脾消食化积，尤擅长消人肉积。《丹溪心法》云："凡积病不可用下药，徒损真气，病亦不去，当用消积药使之融化，则根除矣。"朱丹溪之"保和丸"治一切食积，用山楂六两，配以神曲二两，半夏、茯苓各三两，橘皮、连翘、萝卜子各一两。此方于当今临床常用。朱氏在"积聚痞块"一节中，凡治食积、肉积之方

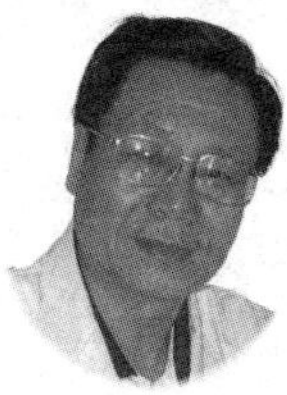

多重用山楂，如治肉积之阿魏丸（山楂二两、连翘一两、黄连一两二钱、阿魏二两，醋煮为丸）；在治小儿疳积时，每多用山楂以消乳食、健脾胃，以焦三仙更享盛名。《滇南本草》载：“治胃积坚久，嘈杂吞酸，肋间积块作痛。山楂核五钱（炒黄研），沙蒺藜五钱（焙），鸡内金五钱（焙黄），共为细末，每服一钱。”《本草纲目》载：“诊邻家一小儿，因食积黄肿，腹胀如鼓，偶往羊林（山楂异名）树下取食之，至饱归而大吐痰水，其病遂愈。”由此可见山楂健脾消食化积之功。

2. 破瘀滞、通血脉，治疗多种血瘀痛证

《血证论》云：“瘀血不去，新血且无生机，盖瘀血去则新血已生，新血生而瘀血自去。”《医学发明》中明确提出“恶血必归于肝”的理论。所谓“恶血”，亦即“瘀血”。瘀血必归于肝，由此揭示了肝与瘀血之关系。而山楂一物可入肝经以活血化瘀，使瘀去新生。山楂活血化瘀生新的应用主要有以下几个方面。

（1）妇科的痛经、闭经、产后腹痛、产后恶露不尽等症。《医学衷中参西录》谓：“山楂，善入血分，为化瘀之要药，能祛除痃癖癥瘕、女子经闭、产后瘀血作痛（俗名儿枕痛）。若以甘药佐之，化瘀血而不伤新血，开郁气而不伤正气，其性尤和平也。”并载一方：“女子至期，月经不来，用山楂两许煎汤，冲化红蔗糖七八钱，服之即通。此方屡试屡效。若月信数月不通者，多服几次亦通下。”朱丹溪云：“治产后恶露不尽，腹中疼痛或儿枕痛，山楂百十个，打碎煎汤入砂糖少许，空心温服。”亦有取其活血化瘀、消癥瘕之功。

（2）用于心血管疾病的治疗，山楂更推为佳品。山楂性温兼入肝经血分，能通十二经脉，行十二经脉气血，有活血祛瘀止痛之功，使气行血行，瘀去新生，气血流通。临床上常用于治疗冠心病、心绞痛、高脂血症，常与丹参、枳壳、橘红、太子参等益气活血化痰药物同用。

（3）山楂活血化瘀之功效在其他方面运用亦很多，可用于治疗冻疮、回乳等。《本草撮要》谓之“冻疮涂之”。冻疮乃由于寒湿之邪侵于人体之肌肤，气血凝滞不畅所致。血得寒则凝，而山楂行气活血化瘀，故可治冻疮。山楂用于回乳，多是炒山楂与炒麦芽同用，取其行气活血之功。

3. 收敛止泻

痢疾、腹泻多与脾胃有关。《类经·疾病类·肠》曰：“痢因于湿，湿生于土。”《景岳全书·泄泻》云：“泄泻之本，无不由于脾胃。”然山楂入脾胃而行气除湿，许多医家常以此为主药治痢止泻。张锡纯谓：“山楂更能蠲除肠中瘀滞，下痢脓血，且兼入气分以开气郁痰结，疗心腹疼痛。痢疾初得者，用山楂一两，红糖五钱，好毛尖茶叶钱半，将山楂煎汤，冲糖与茶叶在盖碗中，浸片时，饮之即愈。”

临床验案

腹　痛

病例 1：李某，女，39 岁。初诊日期：2008 年 11 月 4 日。

主诉：腹痛 7 天。

现病史：患者自述近 1 周来反复出现腹痛，位于脐周偏右，呈阵发性，大便烂，恶心欲吐，昨天大便 3 次，不成形，有黏液，肛门坠胀感，舌质淡红，苔薄白，脉沉细带弦。

既往史：有阑尾炎手术史。

辨证：湿热中阻。

治法：清热化湿。

处方：葛根芩连汤合平胃散加减。

葛根 15g，黄芩 10g，黄连 5g，木香 6g（后下），神曲 12g，茯苓 15g，甘草 5g，法半夏 10g，橘皮 6g，厚朴 10g，苍术 10g。4 剂，日 1 剂，水煎服。

二诊：药后腹痛减轻，便后肛门坠胀感，大便成形，黏液减少，无恶心呕吐，舌质淡红，苔薄白，脉弦细。

处方：葛根 15g，黄芩 10g，黄连 5g，木香 6g（后下），白芍 15g，槟榔 12g，神曲 12g，橘皮 6g，茯苓 15g，苍术 6g，甘草 5g。3 剂，日 1 剂，水煎服。

三诊：药后腹痛已除，大便无黏液，便后稍有肛门坠

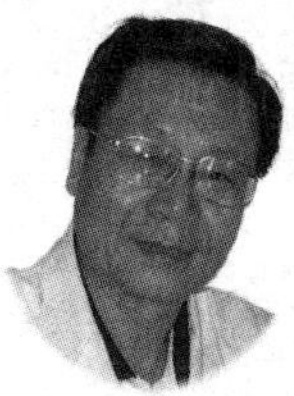

胀感，大便1日2～3行、成形，纳食欠佳，舌质淡，苔白，脉弦细。

处方：党参15g，白术10g，山药12g，扁豆12g（打），砂仁6g，茯苓15g，橘皮6g，木香6g（后下），神曲12g，白芍15g，防风10g，炙甘草5g。7剂，日1剂，水煎服。

按：此乃腹痛湿热中阻之证，缘由湿热阻滞中焦，脾胃升降及运化功能失职，大肠传导失司。治以清热化湿、行气和胃为法，方用清热利湿的葛根芩连汤和燥湿运脾、行气和胃的平胃散合用加减治之。二诊后湿热除而表现为脾虚为主，则选用参苓白术散加减补气健脾、行气和胃，以善其后。

病例2：麻某，女，45岁。初诊日期：2009年5月19日。

现病史：腹痛，稍腹胀，以右侧腹部隐痛为主，纳可，无肠鸣，腹痛与饮食无关，无腹泻，无发热，舌稍暗，苔白厚，脉细。

辨证：食滞胃肠。

治法：健脾消积理气。

处方：香连丸和楂曲平胃散。

苍术10g，厚朴10g，橘皮6g，茯苓15g，神曲12g，炙甘草5g，山楂10g，黄连5g，木香6g（后下），砂仁6g（打）。日1剂，水煎服。

二诊：药后腹痛减轻，无腹胀，舌脉如前。经过健脾消食理气，中焦气机和畅，食积消除。后期调理应以健脾化痰理气为主，方以香砂六君子汤加味。

处方：党参15g，茯苓15g，白术10g，甘草6g，橘皮6g，法半夏10g，木香6g（后下），砂仁6g（打），天麻10g。日1剂，水煎服。

按：此乃腹痛食滞胃肠之证，缘于患者饮食不节，损伤脾胃，饮食停滞，致使中焦失和，不通则痛。《素问·痹论》曰："饮食自倍，肠胃乃伤。"《医学正传·胃脘痛》曰："初致病之由，多因纵恣口腹，喜好辛酸，恣饮热酒煎煿，复餐寒凉生冷，朝伤暮损，日积月深……故胃脘疼痛。"脾胃同居中焦，互为表里，既密不可分，又功能各异。胃主受纳和腐熟水谷，脾主运化而输布营养精微；脾主升清，胃主降浊，一纳一化、一升一降，共同完成水谷的消化、吸收、输布及生化气血之功能。大、小肠为腑，以通降为顺。小肠司受盛、化物和泌别清浊之职，大肠则有传导之能，二者又皆隶属于脾的运化升清和胃的降浊。实则阳明，虚则太阴。此案患者中年，阳气尚足，治疗以健脾消积理气为主即可，方师选用香连丸合楂曲平胃散治疗，标本兼顾，符合中焦之生理病理特点。

腹　泻

邱某，男，27岁。初诊日期：2011年7月22日。

主诉：腹泻两周余。

现病史：患者两周前出现腹泻，每日7～8次，西医

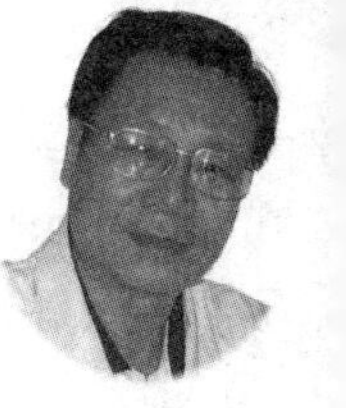

诊断为急性肠炎，经治疗大便有所成形，但仍以水样便为主，自觉下腹部发凉，隐隐刺痛，每日腹泻仍有 6 ～ 7 次，肛周有灼热感，舌稍红，苔黄，脉弦细。

辨证：湿热下注。

处方：葛根芩连汤加味。

葛根 30g，黄芩 10g，黄连 5g，木香 6g，神曲 15g，厚朴 10g，甘草 6g，橘皮 6g，苍术 10g，茯苓 15g，藿香 10g。4 剂，日 1 剂，水煎服。

二诊：患者服药后腹泻停止，大便每天 1 次，但腹部仍感寒凉，查患者舌淡红、苔白，考虑暑湿易伤阳气，故给予藿香正气散加减治疗，患者不愿服汤药，故给予藿香正气液 10mL，每日 3 次口服。嘱患者少食寒凉。

按：本例乃泄泻之湿热下注证，缘由患者感受夏季暑湿之邪，脾喜燥而恶湿，外来湿邪最易困阻脾土，以致升降失调，清浊不分，水谷杂下而发生泄泻。《素问·至真要大论》云：“暴注下迫，皆属于热。”治泻不离湿，利小便，实大便，升卫阳。脾失健运，脾胃受损，湿困脾土，肠道功能失司。湿为阴邪，易困脾阳，脾受湿困，则运化不健。本方旨在解表清里、升清止泻。葛根解肌清热，煨用且能升清止泻，防止邪气下陷；黄芩、黄连苦寒清热燥湿；木香理气化湿；甘草甘缓和中；苍术、茯苓健脾化湿。后以藿香正气液善后。考虑湿性黏腻，不易祛除，故嘱患者少食寒凉，以免伤及阳气。

水　肿

病例1：梁某，女，75岁。初诊日期：2009年2月5日。

主诉：双下肢水肿3个月。

现病史：患者自述近3个月来出现双下肢水肿，尿少，气喘，动则加重，时有胸闷、心悸、恶寒、乏力，无发热，未诊治。现症见：双下肢中度水肿，呈凹陷性，尿少，气喘，动则加重，胸闷，心悸，恶寒，乏力，颜面无华，纳可，大便调，舌质淡胖，苔白腻，脉沉。

既往史：有高血压病、哮喘病病史。

辨证：阳虚水泛。

治法：温阳化气行水。

处方：真武汤合五苓散加减。

熟附子6g，白术15g，白芍15g，麻黄5g，炙甘草5g，茯苓15g，泽泻10g，猪苓10g，桂枝10g，防己10g。7剂，日1剂，水煎服。

二诊：药后双下肢水肿已退，尿多，气喘减轻，无胸闷、心悸，仍乏力，颜面无华，纳可，大便调，舌质淡胖，苔白，脉沉无力。效不更方，续服原方7剂，日1剂，水煎服。

三诊：药后水肿已退，实邪已祛，故原方去麻黄，加黄芪15g扶正气。7剂，日1剂，水煎服。

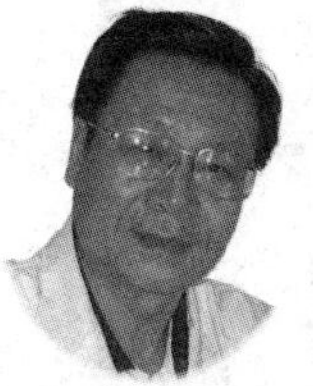

按：水肿有阳水和阴水之分，阳水起病较急，病程较短，其肿多先起于头面，由上至下，延及全身，或上半身肿甚，肿处皮肤绷急光亮，按之凹陷即起。阴水起病缓慢，病程较长，其肿多先起于下肢，由下而上，渐及全身，或腰以下肿甚，肿处皮肤松弛，按之凹陷不易恢复，甚则按之如泥。本例乃水肿（阴水）阳虚水泛之证，缘由久病伤肾，以致肾气虚衰，不能化气行水，膀胱气化失常，开阖不利，水湿内停，泛滥肌肤而成水肿。治以温阳化气行水为法，方用真武汤合五苓散加减。肺为水之上源，方中使用麻黄宣肺，开水之上源，起到提壶揭盖的作用，实在是妙。

病例2：霍某，女，48岁。初诊日期：2009年8月11日。

主诉：双下肢水肿3月余。

现病史：患者自述近3个月来出现双下肢水肿，伴心悸、乏力、气短、胸闷，寐差，食可，舌淡红，苔白，根稍厚腻，舌体偏小，脉略弦，尺脉弱。

辨证：血虚不化水。

治法：养血祛湿利水。

处方：四物汤加味。

川芎5g，白芍15g，当归10g，白术10g，茯苓15g，泽泻10g，薏苡仁15g，防己10g，生地黄15g，益母草15g。日1剂，水煎服。

二诊：药后双下肢水肿减轻，心悸、乏力、气短、胸闷减轻，舌脉如前。继续给予原方治疗。日1剂，水煎服。

三诊：药后诸症已除，入寐稍差，舌体偏小，尺脉稍弱。药物起效，诸症大部已除，以八珍汤加远志10g、夜交藤15g、益母草10g、补骨脂10g善后。日1剂，水煎服。

按：治疗水肿，不外利水，然观其脏虚，再酌情补之。方师结合《素问·上古天真论》女子“七七，任脉虚，太冲脉衰少，天癸竭”，考虑该患者为血虚不化水，而致水湿内停，应用四物汤加味治疗，疗效甚好。

中　风

病例1：吕某，女，63岁。初诊日期：2009年4月7日。

主诉：肢麻5年余。

现病史：患者自述2004年脑出血后出现左手指及右侧肢体麻木、辣痛，遇风则加重，经中西医治疗症状未见改善。近来上症加重，伴乏力、头晕，夜寐差，口干，口苦，纳差，二便调，舌质暗红，苔白腻，脉沉弦。

辨证：气虚夹痰瘀。

治法：补气活血，化痰通络。

处方：补阳还五汤加味。

黄芪30g，川芎10g，赤芍15g，地龙12g，红花10g，当归10g，桃仁10g，石菖蒲10g，远志6g，竹茹6g，丹参12g，茯苓12g，橘红6g，法半夏9g，炙甘草6g。7剂，日1剂，水煎服。

二诊：药后左手指及右侧肢体麻木、辣痛减轻，仍有乏力、头晕，夜寐欠佳，未见口干、口苦，纳食欠佳，二

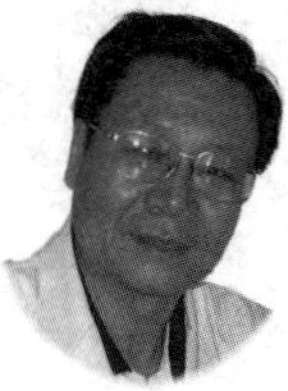

便调，舌质暗红，苔白，脉沉弦。守方加黄芪30g，7剂，日1剂，水煎服。

三诊：药后左手指及右侧肢体麻木、辣痛减轻，乏力、头晕明显减轻，夜寐改善，纳食欠佳，二便调，舌质暗红，苔白，脉沉无力。继服二诊方，日1剂，水煎服。

守方共服药30余剂，症状缓解。

按：此乃中风气虚夹痰瘀之证，缘由患者气虚无力运行血液，因虚致瘀，因虚致痰，痰瘀阻于脉络，经脉失养。治以补气、活血、化痰、通络为法，方用补阳还五汤合化痰之剂。方中以补阳还五汤补气、活血、通络，久病、怪病多为痰作祟，故配以二陈汤燥湿化痰，石菖蒲、远志、竹茹开窍通络。诸药合用，使气旺血行，痰瘀祛、经脉通，诸症自可渐愈。本方应用时应注意黄芪之用量大，令气旺以促血行，瘀去络通。

病例2：唐某，女，70岁。初诊日期：2009年7月11日。

主诉：头晕1月余。

现病史：患者自述1个月前出现头晕，右侧肢体乏力，活动不便，无昏倒、抽搐，于当地医院做CT检查示多发性腔隙性脑梗死。经西医治疗，症状未见好转，近日来出现纳少，口干，口苦，大便3日1行，纳寐可，舌质红稍暗，苔白腻稍黄，脉弦无力。

既往史：高血压病史6年。

辨证：气虚血瘀夹痰。

治法：补气活血，化痰通络，平肝息风。

处方：补阳还五汤加味。

黄芪30g，川芎10g，赤芍15g，干地龙12g，红花10g，当归10g，桃仁10g，石菖蒲10g，郁金10g，生地黄15g，天麻10g，钩藤15g。7剂，日1剂，水煎服。

二诊：药后头晕、右侧肢体乏力减轻，口干、口苦已除，大便1日1行，纳寐可，舌质暗红，苔白腻，脉弦无力。守方去生地黄，加丹参12g。7剂，日1剂，水煎服。

三诊：药后头晕已除，右侧肢体乏力明显减轻，二便调，纳寐可，舌质暗红，苔白腻，脉弦无力。守方续服。

守方服药共30余剂，症状消失。

按：此乃中风气虚血瘀夹痰之证，缘由患者气虚推动血行无力，瘀血内阻，因虚致瘀，肢体失养，则右侧肢体乏力，活动不便；脾虚生痰，肝风内动，引致风痰上扰，蒙蔽清阳，故头晕。治以补气活血、化痰通络、平肝息风为法，方用补阳还五汤加味。方中以补阳还五汤补气、活血、通络；配天麻、钩藤平肝息风，石菖蒲、郁金化痰开窍。诸药合用，使气旺血，瘀得去，肝风得平，痰湿得化，诸症自可渐愈。本病治疗时宜注意谨守病机，持之以恒，方能奏效，切忌半途而废。

病例3：荣某，男，79岁。初诊日期：2010年5月14日。

主诉：双下肢乏力4月余。

现病史：患者家属代诉。4个月前无明显诱因患者出现双下肢乏力，行走欠稳，活动不利，言语不清，精神欠清，曾在当地医院住院治疗，诊断为短暂性脑缺血发作，经治

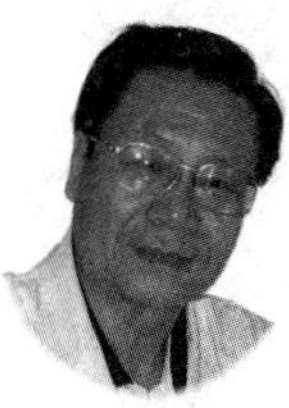

疗病情未见好转。现患者言语不清，嗜睡，吞咽困难，无头晕，无胸闷，纳寐可，二便调，舌暗红，苔少，脉弦。

辨证：气虚络瘀。

治法：补气活血，化瘀通络。

处方：补阳还五汤加减。

麦冬 12g，黄芪 30g，川芎 10g，赤芍 15g，桃仁 10g，红花 10g，地龙 12g，生地黄 30g，当归 10g，石菖蒲 10g，郁金 10g，远志 6g，玄参 10g，党参 15g。日 1 剂，水煎服。

二诊：药后患者言语不清、嗜睡、吞咽困难减轻，仍有双下肢乏力，行走欠稳，活动不利，舌脉如前。仍以养阴为主，以六味地黄汤加减。

处方：生地黄 30g，山药 15g，牡丹皮 6g，泽泻 10g，茯苓 15g，麦冬 12g，五味子 6g，白芍 15g，山茱萸 10g，黄芪 15g，柴胡 6g。日 1 剂，水煎服。

三诊：药后诸症减轻，舌脉如前。治宜补气活血、化瘀通络为法，方以补阳还五汤加味。

处方：桃仁 12g，红花 10g，当归 10g，川芎 10g，生地黄 15g，赤芍 12g，地龙 8g，黄芪 40g，远志 6g，石菖蒲 10g，郁金 10g。日 1 剂，水煎服。

药后患者诸症好转，能扶辅助器行走。

按：本例乃中风病经治不愈，遗留后遗症，即中风后遗症。缘由患者年老久病，脏腑功能衰退，气血生化乏源，气虚无以推动血行，瘀血阻滞经络而发。其病位在脑，病性属本虚标实，证属气虚络瘀。因其病程长，治疗周期久，方师抓住病证的本质，给予补气活血、化瘀通络，收到较好的效果。

虚　劳

胡某，男，66岁。初诊日期：2009年4月24日。

主诉：畏寒半年。

现病史：患者自述近半年来出现怕冷，以头部及双脚明显，夜间尤甚，伴腰膝酸软，易疲劳，无发热，无汗出，无头晕头痛，大便烂，纳寐可，舌质淡，苔白，脉沉弦。

辨证：肾阳亏虚。

治法：补肾助阳。

处方：肾气丸加减。

制附子6g，熟地黄15g，山药12g，山茱萸10g，茯苓15g，泽泻10g，牡丹皮10g，桂枝6g，藁本10g，葛根15g。7剂，日1剂，水煎服。

二诊：药后诸症均改善，舌质淡，苔白，脉沉弦。守方加牛膝12g。7剂，日1剂，水煎服。

三诊：药后诸症基本缓解，舌质淡红，苔白，脉沉细。守方续服。

按：此乃虚劳肾阳亏虚之证，缘由患者素体不足，命门火衰，肾阳亏虚，机体失于温煦所致。治以补肾助阳为法，方用肾气丸加减。方中熟地黄滋阴补肾，填精益髓；因肝肾同源，互相滋养，故配山茱萸以补肝益肾，取山药

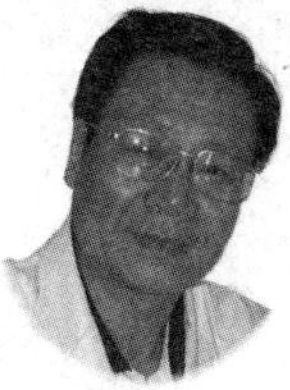

健脾以充肾，共同增强滋补肾阴的作用。再配少量的桂枝、附子温补肾阳，意在微微生长肾中阳气，深寓“阴中求阳”的奥义。正如明代大医家张景岳所说：“善补阳者，必于阴中求阳，则阳得阴助而生化无穷。”方中所配泽泻、茯苓是为渗湿利水，所配牡丹皮是为清肝泻火，与补益药相配，意在补中寓泻，以使补而不滞。诸药合用，共奏温肾益精之功。本案加用藁本、葛根之意在于引药直达病所，作引药之用。

痰饮

孙某，女，27岁。初诊日期：2009年1月16日。

主诉：不思饮食两月余。

现病史：近两个月来患者无明显诱因出现纳食不香，无腹痛，无反酸，无头晕眼花，大便成形，舌暗，苔白不厚，脉右细、左缓。

辨证：中焦气虚。

治法：健脾化痰。

处方：五味异功散加味。

橘皮6g，太子参15g，白术10g，茯苓15g，甘草5g，砂仁6g，山药12g，红枣5g，葛根15g，神曲12g，川黄连3g。上方加水600mL，浸泡15分钟，武火煎沸后，文火煎30分钟，取药汁，每日分3次服。6剂。

二诊：食欲渐复，二便调，舌淡稍嫩，苔薄白，脉弦数。药后脾胃功能已有恢复，然其脾胃之气的恢复需要时日。原方去黄连、葛根，加麦芽15g。6剂，按初诊时煎服。

三诊：食欲已复，二便调，舌淡稍嫩，苔薄白，脉弦。仍健中焦，并生其津液。四君子汤加怀山药、红枣、石斛。

处方：党参15g，白术10g，茯苓15g，甘草5g，怀山药15g，红枣10g，石斛8g。6剂，日1剂，水煎分3次服。

按：脾胃之疾，不外贪凉冒冷，不节饮食，而致脾胃中焦受伤，胃不受纳，则不思饮食。其治要及时，否则迁延日久，生痰生湿，恐致慌张。及致脾不生津，如生其津，则助其湿，如化其痰湿，则伤其津，左右为难。患者述无明显诱因，然其脾胃损伤却已肯定，其不外贪凉冒冷，不节饮食，而致脾胃中焦受伤，胃不受纳，则不思饮食。病不日久，脾阳未伤，故不见腹胀、畏寒等症。再则，虽中焦受伤，则痰湿未生，故见舌苔白不厚，脉见右细，可见脾胃受伤，故当标本兼顾，补中焦之气的同时，亦有消食之药。总之，脾胃治疗宜早，如至中焦阴阳两伤，可仿仲景之小建中汤，以健中阳。

感　冒

苏某，女，53岁。初诊日期：2009年6月16日。

主诉：咳嗽、咽痛5天，伴发热2天。

现病史：患者5天前起出现咳嗽、咽痛，伴发热2天，无恶寒，咳白色痰，气紧，以夜晚为甚，口干，纳差，头重，偶有两太阳穴痛，大便溏，小便黄，舌暗红，苔白腻，脉沉细，寸滑。

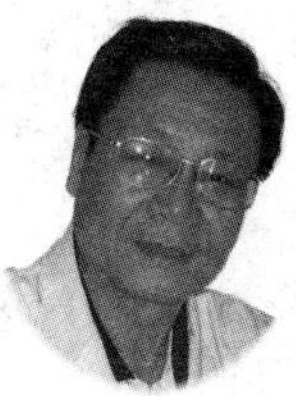

辨证：风热感冒夹湿。

治法：疏风清热化湿。

处方：银翘散加减。

金银花10g，连翘10g，桔梗10g，竹叶10g，芦根15g，牛蒡子10g，薄荷5g（后下），藿香5g（后下），杏仁6g，前胡10g，甘草5g，蝉蜕5g。3剂，日1剂，水煎服。

二诊：药后咳嗽咽痛减轻，发热消失，舌脉如前。继续给予原方治疗。

三诊：药后诸症已除，唯舌苔仍稍白腻。湿性黏腻，不易祛除，继以化湿为主治疗，藿香正气散加减。

处方：广藿香10g（后下），紫苏叶10g，白芷6g，白术6g，橘皮6g，半夏8g，厚朴6g，茯苓10g，桔梗6g，甘草6g，大腹皮10g，生姜6g，大枣6g，金银花6g。3剂，日1剂，水煎服。

按：本例乃风热感冒夹湿证，缘于患者年过七七，阳气已虚，不慎感受风热之邪，时令又正值盛夏，风热之邪容易夹湿，而致肺的宣发功能失常，显现诸症。感冒是感受触冒风邪或时行病毒，引起肺卫功能失调，出现以鼻塞、流涕、喷嚏、头痛、恶寒、发热、全身不适等为主要临床表现的一种外感疾病。感冒为常见多发病，其发病甚广。六淫侵袭有当令之时气和非时之气。由于气候突变，温差增大，感受当令之气，如春季受风、夏季受热、秋季受燥、冬季受寒等病邪而病发感冒。早在《黄帝内经》中已经认识到感冒主要是外感风邪所致。《素问·骨空论》说："风从外入，令人振寒，汗出，头痛，身重，恶寒。"《伤寒论》已经论述了寒邪所致感冒的证治，所列桂枝汤、麻黄汤为感冒风寒轻重两类证候的治疗做了示范。《诸病源候论·风热候》指出："风热之气，先从皮毛入于肺也……其状使人恶风寒战，目欲脱，涕唾出……有青黄脓涕。"已经认识到风热病邪可引起感冒并较准确地描述其临床证候。感冒的治疗首先分清风寒、风热两证，给予祛风散寒还是疏散风热。方师遵从古训，结合气候时令给予治疗，令病痊愈。

鼻渊

郑某，男，3岁。初诊日期：2009年2月5日。

主诉：鼻塞流涕反复发作1年余。

现病史：家人代诉。患儿1年前不慎外感，出现鼻塞流涕，并有发热，恶寒，无汗，当时西医治疗，经查扁桃体2度大，给予抗炎、退热治疗，发热、恶寒、无汗等症状消失，仍有鼻塞流涕，经治效果不佳，后逐渐变为黄浊涕，迁延年余。此次来诊，鼻塞流浊涕，自汗，盗汗，夜晚睡眠有鼾声，大便时干硬，无发热，舌稍红，苔根稍白腻，脉滑略数。查扁桃体肿大。

辨证：表寒里热。

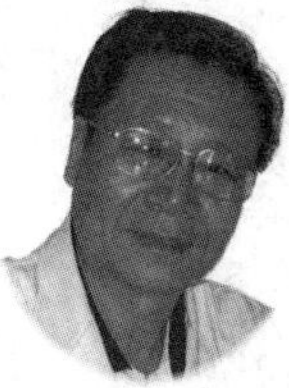

治法：解表清里。

处方：麻杏石甘汤加味。

麻黄5g，杏仁5g，生石膏10g，桔梗5g，茯苓6g，浙贝母5g，苏叶5g，前胡5g，甘草3g，防风5g，天花粉6g。3剂。上方加水400mL，浸泡15分钟，武火煎沸后，文火煎30分钟，取药汁，每日分3～4次服。

二诊：药后鼻塞流浊涕减轻，大便已不干，自汗、盗汗亦少，舌淡红，苔根稍白腻，脉滑略数。仍以宣肺解表，兼清里热，麻杏石甘汤加味。

三诊：药后诸症已除，唯有自汗，舌淡红，苔薄白。以玉屏风散加味补气固表善后。

处方：黄芪10g，白术6g，防风6g，生姜6g，红枣6g，白芷5g，天花粉6g。6剂，日1剂，水煎分3次服。

按：儿童为稚阴稚阳之体，感受外邪后，容易入里化热，故容易出现鼻塞流涕、高热等症。扁桃体中医学称为喉核，在咽喉部，属肺，也是卫外器官，故感受外邪时容易肿大。加之采取西医治疗不当，而致症状迁延不愈，邪气留恋于肺卫，肺的宣发肃降功能失常，而见自汗、盗汗，大便时干硬，外寒里热，故见鼻塞流浊涕，舌脉也为外寒里热之象。因此，应治以解表清里。然而在治疗时避免大苦大寒之药，大寒之药容易伤及中阳，大苦之药小儿不易服用。方中石膏，虽为苦寒之药，然其味辛，不易伤中，此为仲景善用石膏之义。小儿素无痼疾，邪气入侵，病情轻浅，留恋肺卫，正确用药后可愈。

便 秘

莫某，女，40岁。初诊日期：2009年1月10日。

主诉：便秘2年。

现病史：患者自述两年前起出现便秘，3～5天1行，经中西药治疗效果不佳，且药量越用越大，现大便5天1行，呈羊屎样，腹胀，纳食少，夜寐欠佳，小便黄，舌质红，苔薄黄，脉细。

辨证：肠胃积热。

治法：润肠泄热，行气通便。

处方：脾约丸。

杏仁10g，白芍15g，枳实10g，厚朴10g，大黄6g，麻子仁15g，白蜜30g。3剂，日1剂，水煎服。

二诊：药后大便已通，日1行，质稍硬，无腹胀，纳可，小便调，舌质红，苔薄黄，脉细。守方4剂，日1剂，水煎服。

按：此仍便秘之热秘，证属肠胃积热，缘由胃强脾约，胃热肠燥，肠道干涩失润，粪质干燥，难于排出，形成热秘。治以润肠泄热、行气通便为法，方用脾约丸。《医宗金鉴》云："脾阴虚不能为胃上输精气，水独下行，故小便数也；胃气强，约束其脾，不化津液，故大便难也。以麻仁丸主之，养液润燥，清热通幽。"方中麻子仁、杏仁润燥通

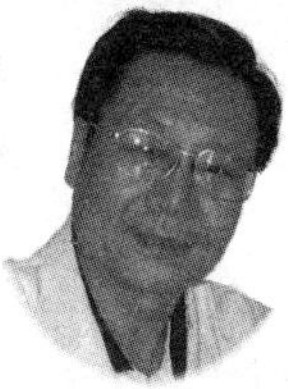

便；白芍养阴和血；大黄、枳实、厚朴泄热通便；白蜜甘缓润肠。诸药同用，攻润并施，协调脾胃，达到润下通便之目的。本方中除了有泻下的大黄、厚朴之外，更多的是采用了质润多脂的麻子仁、杏仁、白芍、白蜜等，目的在于益阴增液以润肠通便，使腑气通、津液行。另外，本方攻下作用较为缓和，说明本方意在缓下，其作用主要在于润肠通便，通过泻下与润肠同用的治疗，使热去阴滋而大便自调。

痤　疮

卜某，男，28岁。初诊日期：2009年9月18日。

主诉：面部红色丘疹年余。

现病史：患者1年多来出现面部红色丘疹，大小如粟米，有瘙痒感，尤以进食辛辣后瘙痒明显，身上未见，纳食可，大便如常，小便时黄，舌红，苔白，脉右尺沉细、关滑，左脉沉。

辨证：风湿化热郁于肌肤。

治法：清热化湿疏风。

处方：五味消毒饮加味。

金银花15g，野菊花6g，蒲公英6g，紫花地丁6g，天葵子6g，甘草5g，蝉蜕5g，防风6g。3剂，日1剂，水煎服。

二诊：药后丘疹颜色转淡，仍有瘙痒，小便如常，舌脉如前。经过清热化湿疏风治疗，患者症状好转，继续以前法治疗。

处方：桑白皮10g，黄芩10g，金银花15g，白芷6g，赤芍15g，生地黄30g，牡丹皮10g，紫花地丁10g，甘草5g，白花蛇舌草15g，夏枯草10g，土贝母10g。7剂，日1剂，水煎服。

三诊：药后丘疹减少，已无瘙痒。效不更方，继服前药。7剂，日1剂，水煎服。嘱患者忌食辛辣、少食肥甘。

四诊：患者面部大部分丘疹消失。

按：痤疮是内热炽盛，外受风邪所致，有肺热、血热、肝热、阴虚内热之分。对痤疮的记载可追溯到《黄帝内经》。《素问·生气通天论》云："劳汗当风，寒薄为皶，郁乃痤。"方师遵从经旨，以清热化湿疏风为治，取得良好效果。

呃　逆

农某，女，40岁。初诊日期：2011年8月9日。

主诉：呃逆反复发作近10年。

现病史：患者从1994年开始，每日频繁打嗝，气顶胸口、喉咙，颠顶发热，胃部闷胀不适，平素腹胀频作，饮水不多，纳可，大便稍烂，心情不畅时发作尤甚，舌暗淡，苔白，脉细。

既往史：胃窦炎，十二指肠溃疡。

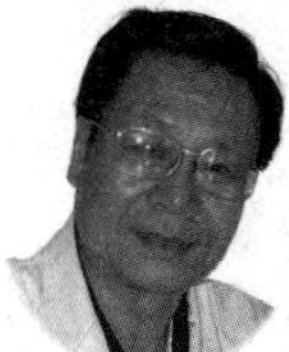

处方：甘草泻心汤加减。

党参15g，黄芩10g，法半夏9g，川黄连5g，干姜6g，砂仁5g，白芍15g，浙贝母10g，乌贼骨10g，炙甘草10g，柿蒂10g，防风10g，茯苓15g。7剂，日1剂，水煎服。

二诊：药后呃逆次数有所减少，但偶有头痛，胃脘灼热感，胃部不适后呃逆频作，纳食一般，二便自调，舌淡苔白，脉细。方拟麦门冬汤合芍药甘草汤加减。

处方：党参15g，白术10g，橘皮6g，茯苓15g，法半夏9g，佛手10g，白芍15g，砂仁5g，炙甘草5g，煅瓦楞子15g，蒲公英10g。7剂，日1剂，水煎服。

三诊：药后患者胃部不适感轻微，仍偶有呃逆。嘱其继服上药7剂，巩固疗效。

按：本例缘由患者饮食不当，过食生冷，过服寒凉药物，致寒气蕴蓄于胃，日久郁而化热，寒热错杂，导致胃失和降，胃气上逆，并循手太阴之脉上动于膈，使膈间气机不利，气逆上冲于喉，而发生呃逆。其病位在膈，病变关键脏腑为胃，并与肺、肝、肾有关。因此，方师拟以甘草泻心汤加减治疗。方中甘草补中益脾胃，使脾胃之气复职，既生化气血，又主持其功能。黄连、黄芩清热燥湿，使脾胃不为湿热所肆虐。半夏、干姜宣畅中焦气机，使湿热之邪无内居之机。党参补中益气，与甘草相用，治病扶正祛邪，正气得复，不为邪虐，则诸症罢。诸药相合，以达苦寒泻邪而不峻，辛温温通而不散正气，甘药补而有序以和中固本。

咽　痛

黄某，女，43岁。初诊日期：2011年10月7日。

主诉：咽喉肿痛近9个月。

现病史：患者近9个月来出现咽喉肿痛，左侧颈部淋巴结肿大，颈部有僵硬疼痛感，肿块痛甚，喉核肿大，伴心烦，口干口苦，纳可，二便自调，月经正常，舌淡红，苔白，脉细弦。

辨证：肝肾阴虚。

处方：逍遥散加减。

柴胡10g，白术10g，茯苓15g，当归10g，白芍15g，瓜蒌壳10g，香附10g，葛根15g，甘草5g，牡丹皮10g，栀子10g。7剂，日1剂，水煎服。

二诊：药后肿块未消，睡眠渐好，仍有颈部牵扯痛，入寐难，小便多，舌红，苔薄白，脉细稍带弦。考虑患者舌红、夜寐差，属阴液不足，故应用知柏地黄丸合桔梗甘草汤加减。

处方：知母10g，黄柏10g，生地黄15g，山药10g，茯苓15g，山茱萸10g，泽泻10g，牡丹皮6g，桔梗9g，甘草5g，浙贝母10g，玄参10g。7剂，日1剂，水煎服。

三诊：患者夜寐好转，然颈部肿块消除应长久计，正如《金匮要略·血痹虚劳病脉证并治》所云："人年五六十，

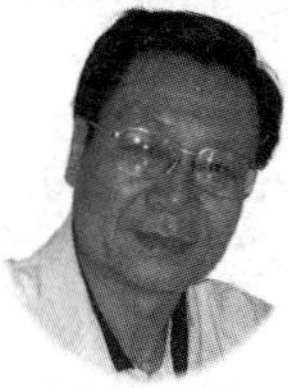

其病脉大者，痹夹背行，若肠鸣、马刀侠瘿者，皆为劳得之。”因此，给予补中益气汤加生牡蛎30g（先煎）、连翘8g、法半夏10g、党参15g、黄芪15g、当归10g、橘皮6g、升麻3g、柴胡3g、炙甘草6g、白术10g、生牡蛎30g（先煎）、连翘8g、法半夏10g。7剂，日1剂，水煎服。

服药月余，患者左侧颈部淋巴结肿大基本消失，余症亦消。

按：咽痛属中医学“喉痹”范畴。喉痹一词，最早见于《五十二病方》。《素问·阴阳别论》曰：“一阴一阳结，谓之喉痹。”认为喉痹的病因病机为阴阳气血郁结、瘀滞痹阻所致。《杂病源流犀烛》曰：“喉痹，痹者，闭也，必肿甚，咽喉闭塞。”《诸病源候论》曰：“喉痹者，喉里肿塞痹痛，水浆不得入也……风毒客于喉间，气结蕴积而生热，致喉肿塞而痹痛。”本病多因患者外邪未解失治，余邪未清，邪传于里，阻滞气机，导致肝气郁结，肝经过颈咽部，邪气上攻咽喉而发。本例患者初因邪气入里，阻滞气机，方师初期用逍遥散以调和肝脾，后期虚象显现，方师终以补中益气汤加味以补虚散结，取效甚大。

年　谱

1951年5月17日（农历），出生于广西柳州市一个普通工人家庭，祖籍湖南省祁阳县。

1957年8月～1963年7月，就读于广西柳州市中南民办小学。

1963年8月～1968年12月，就读于广西柳州市第一中学。

1969年1月，在柳州市郊区东方红公社河东大队东湖村插队务农，担任生产队会计。

1969年7月，当选为柳州市上山下乡知识青年积极分子代表。

1970年10月，当选为广西壮族自治区、广西军区活学活用毛泽东思想积极分子、代表，出席广西“双代会”。

1971年2月，被公社选送上大学，就读于广西中医学院（现广西中医药大学）医疗系中医专业。

1974年7月，留校任广西中医学院中医内科教研室助教。

1974年8月，随广西中医学院临床教学分队，到广西横县人民医院办学，参加中医内科临床医疗和教学工作。

1977年11月，在广西中医学院举办的青年教师提高班脱产学习1年。

1979年11月，在广西中医学院第三期教师英语提高班脱产学习3个月。

1982年6月，通过广西壮族自治区卫生厅组织的专业考试，定级为中医内科住院医师（职龄从1975年7月

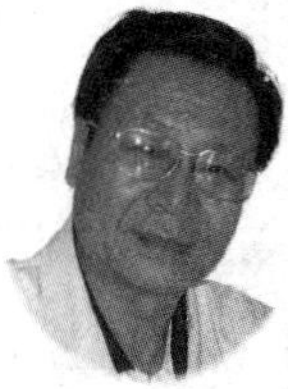

算起）。

1982 年 8 月，在上海中医学院（现上海中医药大学）举办的全国中医内科高师班脱产学习 6 个月。

1985 年 7 月，晋升为中医内科讲师。同年 9 月，考入广州中医学院（现广州中医药大学）中医内科专业研究生，师从邓铁涛教授，从事心血管疾病的中医药防治研究。

1988 年 1 月，就读研究生期间，申请加入中国共产党并成为预备党员，次年转为正式党员。

1988 年 6 月，研究生毕业并获医学硕士学位。毕业后应邀回到广西中医学院中医内科教研室工作。

1989 年 12 月，被评为 1989 年度广西中医学院思想政治工作优秀工作者。

1990 年 5 月，任广西中医学院中医内科教研室副主任兼广西中医学院第二附属医院内二科副主任。

1990 年 12 月，在教学质量活动月讲课比赛中，获广西中医学院课堂教学优胜特别二等奖。

1991 年 9 月，被广西壮族自治区教育厅、广西壮族自治区人事厅授予“广西壮族自治区优秀教师”荣誉称号。

1992 年 1 月，获广西中医学院年度综合考评一等奖。

1992 年 3 月，被评为广西中医学院优秀共产党员。

1992 年 5 月，任广西中医学院医疗系副主任。同年 12 月，晋升中医内科副教授。

1993 年 1 月，合作完成的教学课题“中医内科临床见习三段式教学法”获广西中医学院优秀教学成果三等奖。

1993 年 3 月，聘任广西中医学院科研处副处长。

1993年5月，参加国家中医药管理局在北京举办的“全国中医药科研方法学习班”的学习。

1993年10月，获国务院批准享受政府特殊津贴。

1994年11月，竞聘当选广西中医学院科研处处长。

1994年12月，被评为1994年度广西中医学院优秀卫生工作者。

1995年4月，受广西科学技术委员会聘请，参加《广西科技年鉴》（1995年）的编写工作，同年由广西人民出版社出版。

1995年6月，被聘为广西中医学院学术委员会、广西中医学院学位委员会委员。

1995年12月，被评为1995年度广西中医学院先进工作者。

1996年12月，主持的科研项目“冠心病痰证病人的血液流变性研究”获1996年度广西科技进步奖三等奖。

1997年7月，被确定为广西中医学院首批重点骨干教师；被聘为广西中医学院中医学史专业（中医内科急症发展史方向）硕士研究生导师。

1997年12月，晋升中医内科教授；被聘为广西中西医结合学会秘书长；被评为1997年度广西中医学院先进工作者。

1998年2月，被评为1996～1997年度广西中医学院优秀党务工作者。

1998年4月，被聘为1998年度广西医药卫生科技进步奖评审委员会委员。

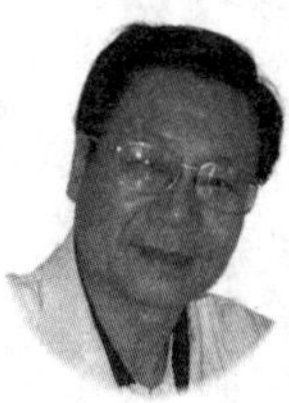

1998年9月，被聘为广西壮族自治区高等学校教师系列、卫生保健系列高级专业技术资格评审委员会委员、医学学科评审组成员。

1998年11月，任广西中医学院第二附属医院（第二临床医学系）党委副书记、纪委书记、副院长、系副主任（正处级）。

1998年12月，被评为1998年度广西中医学院优秀教师。

1999年6月，被聘为广西中医学院中西医结合临床专业（心血管病方向）硕士研究生导师。

1999年7月，作为编委参编专著《实用血瘀证学》（人民卫生出版社出版）。

1999年12月，被评为1999年度广西中医学院优秀教师。

2000年1月，被聘为《广西中医药》《广西中医学院学报》编辑委员会常务委员。

2000年3月，被聘为2000年度广西医药卫生科技进步奖评审委员会委员。

2000年4月，被聘为广西中医学院中西医结合临床学科带头人。

2000年6月，被聘为2000年度广西壮族自治区人民政府科技进步奖评审委员会医学卫生专业评审组成员，广西壮族自治区卫生技术（中医中药）系列高级专业技术资格评审委员会委员。

2000年11月，增选为广西中西医结合学会第四届理事会副会长，并被聘为广西中西医结合学会医院管理专业委员会副主任委员。

2000 年 12 月，被聘为国家科技发展事业评估中心专家；被评为 1998 ～ 2000 年度广西中医学院优秀党务工作者、1999 ～ 2000 年度广西中西医结合学会先进工作者。

2001 年 2 月，被国家科学技术部聘为“广西中草药资源调查、开发与利用的研究”科研成果评审会委员。

2001 年 6 月，被聘为广西医疗卫生重点学科评审专家。

2001 年 10 月，被中国中西医结合学会授予“中西医结合贡献奖”。

2001 年 11 月，承办第五届全国中西医结合血瘀证及活血化瘀研究学术大会，同时成立广西中西医结合学会活血化瘀专业委员会，当选为第五届中国中西医结合学会活血化瘀专业委员会副主任委员、第一届广西中西医结合学会活血化瘀专业委员会主任委员。

2002 年 8 月，被聘为广西医学会医疗事故技术鉴定专家库成员；同时被聘为广州中医药大学中医内科心血管急症专业博士生导师组成员，协助培养博士研究生 1 名（2004 年毕业并获博士学位）。

2002 年 10 月，举办了 2002 年度广西继续医学教育项目科研方法学习班；当选广西中医药学会第五届理事会常务理事。

2002 年 12 月，被评为 2001 ～ 2002 年度广西中西医结合学会先进工作者。

2003 年 5 月，被聘为广西中医学院教学工作委员会、

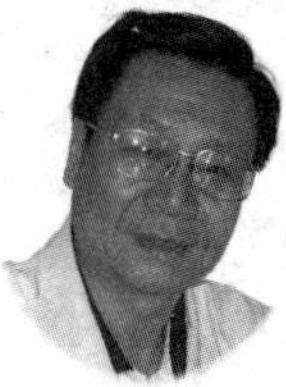

教材建设工作委员会委员。

2003 年 7 月，获广西壮族自治区卫生厅、广西壮族自治区人事厅授予的“广西名中医”称号。

2003 年 11 月，论文“安心颗粒防治高脂血症的实验研究”在北京举办的第二届中日韩血瘀证及活血化瘀研究学术大会上宣讲。

2003 年 12 月，主编教材《DME 方法学》和《中西医结合内科学》，分别获广西中医学院第一届优秀教材一等奖和二等奖。

2004 年 1 月，担任广西中医学院瑞康临床医学院本科教学水平评估工作总指挥，获广西中医学院本科教育教学水平评估特别贡献奖。

2004 年 3 月，被授予 2002 ～ 2003 年度广西卫生行风建设先进个人称号；同年被聘为中华中医药科学技术奖评审专家。

2004 年 6 月，应邀担任 2004 年度广西柳州市卫生系统科研学习班主讲，做有关“医学科研方法学”的系列专题报告；被评为 2001 ～ 2003 年度广西中医学院优秀党务工作者。

2004 年 8 月，主编出版专著《简明中西医结合内科学》（广西人民出版社出版）；组织举办了 2004 年度广西继续医学教育项目科研方法学习班。

2004 年 9 月，被聘为第四届全国中医药高等教育学会临床教育研究会理事。

2004 年 12 月，主持的科研项目“益心脉颗粒防治心肌缺血再灌注损伤的机理研究”获2004年度广西科技进步奖三等奖；承担的科研项目“调脂口服液（胶囊）降脂作用的实验研究与临床应用”获2004年度广西医药卫生适宜技术推广奖三等奖。荣获“广西卫生系统科技工作先进个人”称号；被评为自治区科协2002～2003年度学会先进工作者。

2005年2月，应邀参加在香港举办的“港、澳、内地中西医结合专业交流研讨会”，在会上做了“中西医结合研究若干问题的思考”专题报告，并接受香港《大公报》记者采访，就医学发展方向和香港中西医结合的发展提出了一些有益的建议，被刊登在2005年3月2日《大公报》上。

2005年4月，被聘为广西中医学院国际合作交流处处长、国际教育学院院长、港澳台办公室主任。

2005年6月，参加在澳门举办的“泛珠三角中医论坛”，并在会上做“中医药对亚健康状态的防治研究”专题报告。

2005年11月，专著《简明中西医结合内科学》获2005年度中华中医药学会科技著作优秀奖。

2006年3月，获广西中医学院科技工作突出贡献奖二等奖。

2006年5月，被聘为广西中医学院中西医结合临床学科带头人、中医（中西医结合）心血管内科学科带头人。

2006年9月，被聘为广西南宁市医学会医疗事故技术鉴定专家库成员。

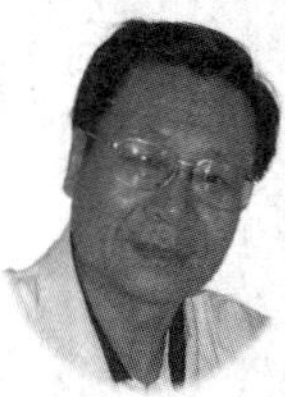

2006年12月，共同完成的科研项目“广西特色中药复方药筛选研究”获2006年度广西科技进步奖一等奖；承担的科研成果“广西地产山药的质量、药效及其对脾虚证作用的研究”获2006年度广西科技进步奖三等奖。

2006年12月，专著《简明中西医结合内科学》获2006年度广西高校优秀教材二等奖。

2006年12月，被评为2006年度广西对台工作先进个人。当选为广西中西医结合学会第五届理事会副会长。

2007年9月，担任副主编的双语教材《中医内科学》（第2版）由人民卫生出版社出版，被列入普通高等教育“十一五”国家级规划教材、卫生部“十一五”规划教材、全国高等医药教材建设研究会规划教材、全国高等中医药院校汉英双语教材。被评为2007年度广西中医学院优秀研究生指导老师。

2007年12月，论文“安心颗粒对心衰大鼠血清TNF、IL-6及细胞凋亡的影响”，在泰国举行的第二届中泰传统医药、天然药物研究国际学术会议（由泰国孔敬大学、广西中医学院联合举办）大会上宣讲。

2008年4月，被聘为中国中西医结合学会第六届理事会理事。

2008年8月，被确定为第四批全国老中医药专家学术经验继承指导老师。

2008年11月，被聘为第六届中国中西医结合学会活血化瘀专业委员会常务委员；当选广西中医药学会第六届理事会常务理事。

2009年3月，应马来西亚中医师暨针灸联合总会（医总会）邀请，在马来西亚马六甲、柔佛州等地与医总会联合举办中医药学术研讨会，并在会上做了“高血压病的中医药防治”专题报告。

2009年4月，被评为2007～2008年度广西中医学院科技工作先进个人。

2009年7月，被聘为广州中医药大学中医内科专业（中医师承）博士生导师。

2009年9月，在南宁市举办广西中西医结合心血管病专业委员会成立暨学术交流大会，当选为第一届广西中西医结合学会心血管病专业委员会主任委员。

2009年11月，获2009年度“广西中医学院教学名师”称号。

2009年12月，主持的科研项目“安心颗粒对冠心病患者血浆同型半胱氨酸影响的研究”获2009年度广西医药卫生适宜技术推广奖三等奖。

2010年3月，应香港注册中医师学会邀请，赴香港做“经方在慢性胃病中的临床应用”专题学术讲座。

2010年8月，被聘为广西科技项目评估咨询专家。

2010年10月，被聘为中国医师协会中西医结合分会第二届委员、中国医师协会中西医结合分会心血管病学专家委员会委员。

2011年12月，主持的科研项目“痰瘀学说防治冠心病及其危险因素的临床应用与实验研究”获2011年度广西科技进步奖二等奖。

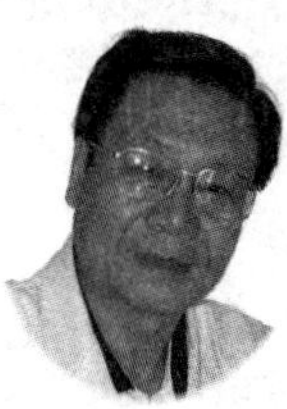

2012年4月，获广西壮族自治区卫生厅、广西壮族自治区人力资源和社会保障厅授予“桂派中医大师”荣誉称号。

2012年5月，被聘为中国中西医结合学会活血化瘀专业委员会第七届常务委员。

2012年12月，经广西壮族自治区人力资源和社会保障厅审核批准，确定为教授。

2013年2月，主编出版《常见内科疾病中药配方颗粒处方精选》，由广西科学技术出版社出版。同年5月，该书获广西优秀科普作品三等奖。

2013年3月，参编出版《中西医结合心脏病学进展》，由中山大学出版社出版。

2013年6月，被聘为中国中西医结合学会心血管专业委员会第五届委员。

2013年11月，被聘为广西中医药学会第七届理事会顾问。

2013年10月，参编出版《实用血瘀证学》（第2版），由人民卫生出版社出版。

2014年5月，参编出版《活血化瘀方药临床使用指南》，由人民卫生出版社出版。当选为广西中医药大学老科学技术工作者协会和老教授协会会长。

2014年12月，主持的科研项目“广西特色壮药经血宁胶囊的研发与临床应用”获2014年度广西科技进步奖二等奖。被聘为中华中医药科技奖励评审委员会专家（2014～2019年）；当选广西中西医结合学会第六届理事会终身学术顾问。

2015年1月，被聘为中国中西医结合学会第七届理事会理事。

2015年11月，主持的科研项目“基于数学模型的高血压病证分型及天麻钩藤饮联合干预方案的研究”通过专家验收，成果登记号201594903。

2016年1月，获广西老教授协会第二届老教授科教工作优秀奖。

2016年5月，被广西中医药大学评为“广西传统医学师承优秀指导老师”。

2016年11月，被广西中医药大学授予“40年教学楷模”荣誉称号。

2016年12月，主编《心血管疾病中医康复疗法》，由中国中医药出版社出版。

2017年1月，主编出版专著《岭南特色活血化瘀药的现代研究与临床应用》，由广东科技出版社出版。

2017年4月，“一种经血宁胶囊的质量检测方法”，获国家发明专利（ZL 2015 1 0763853.5）。

2017年11月，获2017年度广西老科学技术工作者协会奖。

2017年12月，获2017年度中国老科学技术工作者协会奖。

2018年10月，获中国老教授协会“科教兴国优秀工作奖”先进个人称号。

2018年11月，被聘为广西中西医结合学会心血管病专

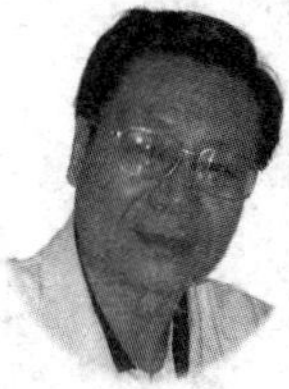

业委员会名誉主任委员。

2019 年 9 月，被评为 2019 年广西中医药大学瑞康临床医学院模范教师。

2019 年 12 月，被聘为广西中西医结合学会第一届心脏康复专业委员会名誉主任委员。

2020 年 6 月，“一种参桂益心颗粒质量标准的检测方法”，获国家发明专利（ZL 2018 1 0053417.2）。